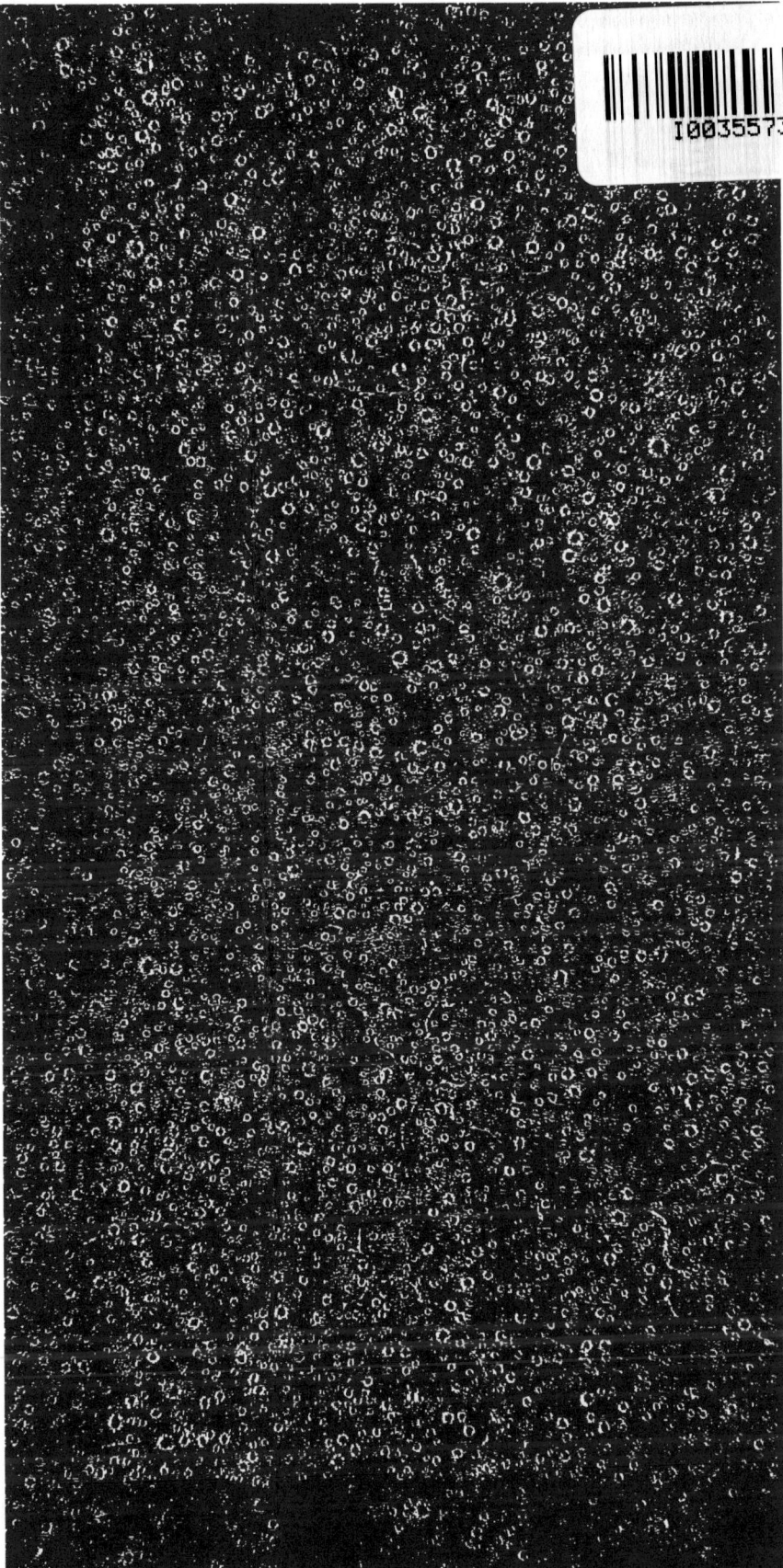

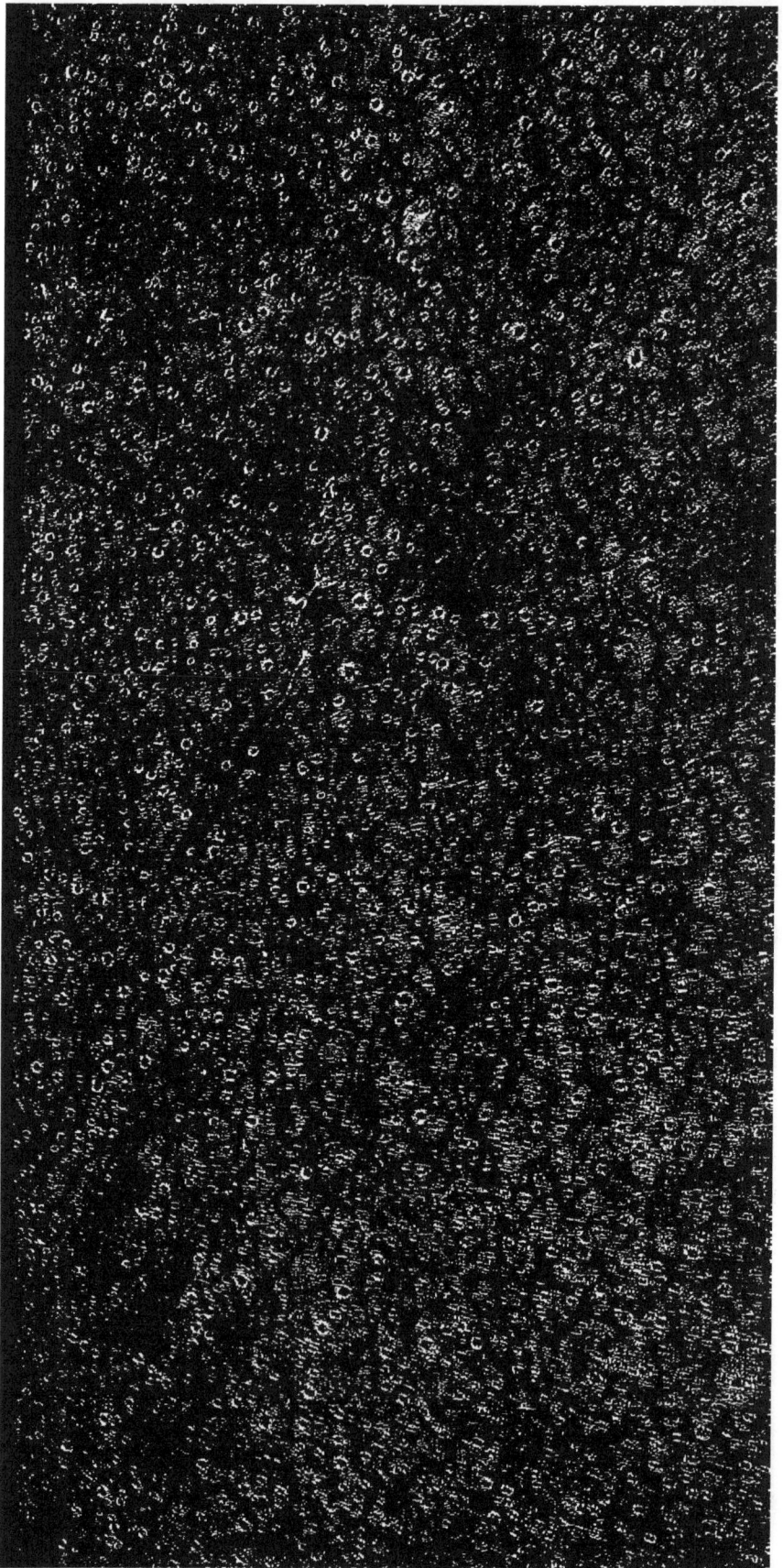

MÉMOIRE

SUR

L'UTILITÉ DE L'ANALOGIE

EN MÉDECINE.

DE L'ANALOGIE

EN MÉDECINE,

Appliquée à la détermination des maladies nouvelles ou inconnues, et à celle de la méthode curative qu'il faut choisir dans les cas douteux.

Mémoire qui a remporté, le 17 Mai 1809, le Prix proposé par la Société de Médecine-Pratique de Montpellier;

PAR J.-M. AUDIBERT-CAILLE,

Médecin, Membre titulaire, associé ou correspondant de plusieurs Académies de Belles-lettres ou de Sciences de France.

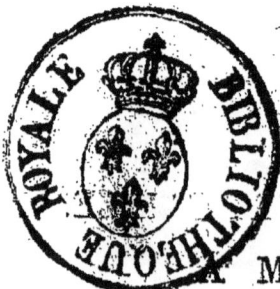

MONTPELLIER,

De l'Imprimerie de X.r JULLIEN, Place Louis XVI, N.o 57.

1823.

A

Ch. Fr. Toussaint d'AUDIBERT-CAILLE.

Un nouveau devoir a resserré le lien qui m'unit à ta respectable mère, mon amour pour toi et pour tes frères a acquis un caractère nouveau. Perpétue, mon enfant, les sentimens pieux de nos vertueux aïeuls : aime et pratique la religion qui purifie le cœur, et qui répand sur la société domestique le charme de l'estime publique; mais nourris ces affections nobles et pures, qui, luttant contre les prestiges de la naissance et de l'opinion, prennent les impulsions de la nature, pour les premières règles de la morale. O mon fils ! puisses-tu ne jamais explorer le Volcan des passions ; mais n'oublie point que l'homme de bien est agréable à l'auteur de la nature, lorsqu'il sanctionne, dans des actes sociaux, les promesses que son cœur avait inspirées.

J. - M. AUDIBERT-CAILLE.

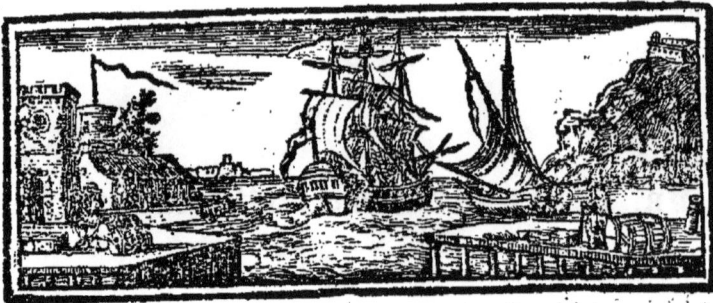

MÉMOIRE

SUR

L'UTILITÉ DE L'ANALOGIE

EN MÉDECINE (1).

Les faits qui sont les matériaux de quel-
quelques sciences particulières, et le pro-

---

(1) La question étoit conçue en ces termes :
*De quelle utilité est ou peut être l'Analogie en
médecine, soit dans la détermination d'une maladie nouvelle ou inconnue, soit dans celle de la
méthode curative qu'il faut choisir dans les cas douteux; jusques à quel point est-elle un guide sûr
dans l'une ou l'autre circonstance; et quelles sont
les règles générales qui, dans son application à*

duit de certaines forces internes , mais quelquefois variables , impriment un caractère
analogue à leurs résultats : les faits vitaux
soumis à des influences multipliées , à des

---

la médecine, doivent en étendre ou en limiter l'usage?

On croit devoir transcrire ici le jugement que la Société porta sur le travail de M. Caille.

« Ce n'est pas que ce mémoire , en offrant un plus
grand nombre d'applications médicales et un peu moins
de vues philosophiques générales , n'eût alors été
plus digne encore , et de son auteur , et de la Société
qui lui a adjugé la palme académique ; mais celle-
ci a pensé que, appliquer judicieusement à la science
médicale , une partie des belles maximes de la philosophie expérimentale , étoit une conquête , qui ,
dans le fond , néanmoins , n'est pour la médecine
qu'un droit de propriété : et que , tel qu'il a été pré-
senté au concours , le mémoire avoit donné une belle
solution du problème. Aussi , cette circonstance a
donné lieu à une délibération par laquelle la Société
a nommé , à l'unanimité, M.r Audidert-Caille , membre
titulaire de la Société de médecine-pratique ; et l'a
invité à siéger à sa séance publique , en le chargeant
d'un travail , qui , en quelque manière, ne pouvoit
être mieux fait que par un homme qui , jusques-là ,
lui avoit été étranger ».

Le mémoire couronné portoit pour épigraphe la phrase
suivante: « Si le philosophe s'efforce de rapprocher sans cesse
les effets et les causes , que de vues ne s'offriront pas à lui sur
l'importance de certains problèmes qui ne peuvent être bien
définis qu'après des tentatives multipliées pour les résoudre ».

(DÉGÉRANDO , Hist. des systèmes , tom. 2.)

réactions perpétuelles, sont de ce nombre ;
cependant l'art difficile de les rechercher,
de les saisir, de les expliquer, semble n'avoir
fait encore que d'infructueux essais. Peut-
on attribuer cette circonstance, qui n'ho-
nore pas la raison, au peu de progrès de
la véritable métaphysique ? Doit-on penser,
avec Méad, que, s'il est difficile de trouver
les explications de la vérité, il l'est bien
plus encore de les bien exposer quand on
les a découvertes ? Je m'attache à cette dernière conjecture : je suppose que, lorsque des
sectaires suscitent un enthousiasme éphé-
mère par des prétentions exagérées, des
amis du vrai savoir, imperturbablement
liés à l'avancement des arts utiles, savent
garder une sage réserve, et confier au
temps le soin d'éclairer les sciences. Ils
savent donc où la vérité doit être : ils en
sollicitent l'exposition : mais le temps, qui
entraîne avec lui les fruits inutiles de l'imagination et des sophismes, ne feroit pas
éclore les germes de la vérité, si le flam-
beau du doute n'éclairoit les sentiers incer-
tains de l'erreur ; c'est donc à des problèmes
bien mûris par le jugement, qu'il est réservé
d'être utiles à la science de l'homme.

Lorsque, par un étrange abus de la phi-

losophie de Bacon, et par un oubli surpre-
nant des dogmes d'Hippocrate, on réduit
l'art des observations, et la science des faits,
à un empirisme absolu ; une Société, réellement savante, rappelle l'attention des
hommes d'étude vers l'analogie exacte qui
lie les parties d'un fait, et vers l'analogie
médicale des faits comparables : sémant ainsi
des doutes judicieux sur les avantages réels
de quelques factices applications ; elle arrête
ou suspend la marche incertaine des idées,
pour mieux assurer les progrès de l'art de
connoître et de guérir les maladies. On
connoît à de pareilles dispositions, le génie
qui se dégage avec vigueur des entraves
humiliantes de l'opinion séduite, et la raison
cultivée, enorgueillie de ses prérogatives.
Le choix du problème actuel, feroit seul
l'éloge du corps où je dois trouver mes
juges : je l'avoue, je doute d'abord si je
n'ai pas déjà oublié ce précepte d'Horace ;
quid valeant humeri ; et me défie de mes
moyens : la certitude que les juges du concours sont des hommes aussi habitués à agir,
d'après des principes solides, qu'à raisonner
sur de savantes théories ; m'arrête et m'in-
timide. Encouragé, cependant, par l'espoir
de montrer la voie, en supposant que je ne

fournisse pas la carrière, je me persuade que j'aurois assez fait, si je ne succombe pas sous ma tâche.

Les difficultés du problème sur l'analogie sont d'autant plus grandes qu'il faudra déterminer les idées attachées à l'analogie médicale : je pense donc que l'analogie, ce moyen rationel de découvertes et d'explications, n'a point été encore envisagé sous son aspect naturel , parce qu'on n'a pas défini avec précision le sens attaché à cette expression abstraite : la possibilité d'une bonne définition est, dans ce cas, tellement obscure, que l'état de maladie est un tout fort complexe. Il est donc nécessaire que j'établisse une théorie introductive sur des principes absolument nouveaux : il sera indispensable que , suivant les principes de la philosophie la plus rationnelle , je fasse sentir la différence primordiale qui existe entre l'essence d'une maladie et les formes qui l'accompagnent , sans en modifier la nature. Il devra résulter de mes recherches un commentaire de cette idée de Galien , que la comparaison des maladies se déduit de la connoissance des causes dont l'exercice produit des similitudes dans certains cas, et des différences dans certains autres.

Les auteurs philosophes qui, avant Condillac, ont écrit sur l'analogie, n'ont pas
distingué les diverses sciences auxquelles
on peut appliquer cette méthode de découvertes : je dis plus ; le métaphysicien fran-
çais a eu sur cet important objet des idées
qui ne sont pas exemptes de contradiction.
Pour partager mon opinion, sur ce point
d'érudition morale, il suffit de comparer les
principes de l'art de raisonner de Condillac,
avec ceux du traité des systèmes du même
auteur : dans le premier, il paroît rapporter
toutes les notions comparatives aux vérités
identiques ou abstraites ; tandis que, dans
son traité des systèmes, il semble exclure
tous ces principes. Chrisippe, qui a développé
la doctrine de Zénon, comme Condillac
a expliqué celle de Locke, offre lui-même
ces incertitudes. C'est, sans doute, aux
difficultés de bien déterminer la nature,
l'usage, et les bornes des analogies, qu'il
faut attribuer l'impuissance des tentatives
faites à ce sujet par nos plus grands maîtres.

Si nous abandonnons le champ de la
métaphysique pure, pour trouver, parmi les
auteurs médecins, quelques lumières propres à nous conduire ; nous trouvons d'abord
Baglivi : mais le médecin de Rome, quoique
doué d'une imagination riche, a souvent

substitué une métaphysique stérile aux principes d'un empirisme rationel ou d'un dogmatisme expérimental. Les successeurs de
Condillac et ceux de Baglivi n'ont effectivement donné aucune théorie spéciale : les
uns et les autres semblent avoir sanctionné
les méprises de leurs prédécesseurs, en se
perdant dans des généralités inutiles, ou
propres à désespérer notre zèle, quand nous
avons voulu faire des applications de règles
aux circonstances particulières. Il est vrai,
suivant les idées du savant auteur du rapport des signes avec l'art de penser, que la
philosophie ne considère les sciences que
dans leur rapport le plus général; mais il
est encore vrai que les rapports généraux
sont les résultats des faits particuliers : or,
en combinant ces deux opinions, on en
tire cette conséquence immédiate : que la
philosophie qui ne souffre pas l'épreuve
des applications est une science dangereuse
et tout-à-fait inutile.

Les belles idées de Barthez, sur la bonne
méthode de philosopher dans la science de
l'homme, ont un rapport sensible avec l'explication de quelques faits physiologiques;
mais elles sont insuffisantes, lorsqu'on veut
transférer la méthode, dans le domaine des
fonctions morbides ; elles ne peuvent donc

nous conduire à la solution du savant et profond problème qui est offert à nos méditations. La seule utilité qu'on peut déduire des principes du Chancelier de l'université de Montpellier ; c'est que ce grand homme déterminoit l'acception du philosophisme aux méthodes didactiques des découvertes.

C'est, conséquemment, sur des règles nouvelles que je dois tracer les principes des analogies médicales : jetant un regard rétrograde et rapide sur les méthodes diverses employées par les auteurs ou par les sectes les plus célèbres, je pense qu'on pourroit donner sur les analogies des principes à peu près satisfaisans, si l'on concilioit les données de l'empirisme ou celles de l'expérience, avec les maximes du dogmatisme.

Cette disposition désigne le dessein de ce mémoire, peu capable, sans doute, de satisfaire aux vues de la Société de Montpellier ; mais suffisant, à coup sûr, pour montrer la route qu'il faudroit suivre, pour atteindre au but qu'on nous propose.

Le dessein de cet écrit consiste à établir la théorie de l'analogie sur l'examen et la connoissance des divers attributs sous lesquels les objets naturels se présentent à notre entendement, et à prouver que nos facultés rationnelles, appliquées à l'étude des faits correspondent aux attributs des corps. On voit déjà que, sans adhérer exclusivement à la doctrine des *idéalistes* ou à celle des *matérialistes*, nous combinerons les vérités propres à chacune. Il résultera de cette méthode :

1.º Qu'il y a des analogies propres aux classifications, dépendantes de l'état inactif et constant des corps; état étranger à la nature actuelle de la fonction de ces corps : et qu'il y a des analogies de faits, dépendantes de l'activité propre à certains corps; activité exprimée dans une succession d'états qui indiquent la nature propre d'une fonction spéciale.

2.º Que la comparaison des attributs de classification ne peut fournir aucune analogie de faits, ou qu'elle fournit des analogies illusoires et dangereuses.

Traduisant ces développemens en langage philosophique, nous disons, que les fausses analogies se déduisent de la non distinction des sensations immédiates, avec les sensations inductives; ou bien qu'elles résultent de ce qu'on n'a pas recherché les rapports, qui, dans l'étude ou dans la comparaison de deux faits, lient les sensations immédiates avec les sensations inductives.

Portant ces expressions dans l'art de connaître ou de guérir les maladies nouvelles ou inconnues, par le secours des analogies ; nous aurons à établir que l'étude du symptôme doit se rapporter à l'appréciation de la cause ; afin que la maladie puisse être un tout comparable et analogique : n'accordant ainsi aucune préférence aux méthodes absolues, et adoptant la réserve du philosophe Hobbes, j'emploîrai une dialectique combinée à la formation des principes de discussion. Deux parties composeront cet ouvrage : l'une philosophique ou de principes ; l'autre expérimentale ou d'application. La conclusion renfermera la réponse aux questions, déduite sous forme de conséquences.

PREMIÈRE PARTIE.

I. Pour se former une idée suffisante de l'analogie en général, et pour exposer ou pour saisir les différences que ce moyen d'instruction prend en passant d'une science à une autre ou en s'appliquant à diverses parties d'une même science ; il faut avoir préalablement acquis des idées bien exactes sur l'analyse en général, et sur les analyses particulières : or l'analyse est une opération par laquelle l'esprit considère tour à tour les diverses parties d'un état ou d'une action. Il y a donc des analyses propres à l'état permanent et immuable des corps; et des analyses propres à leurs fonctions périodiques. Les premières analyses sont superficielles, et n'exigent qu'une certaine sagacité d'attention; les secondes requièrent un usage constant et réfléchi du jugement et de la méditation.

II. Pour rendre ces propositions bien sensibles, je veux exposer ici une série de pensées susceptibles d'évidence de sentiment et d'évidence de raison. Cette nécessité d'évidence, qui, depuis le septique Anessidemus jusqu'à Descartes, a été le motif de bien des doutes, me paroît utile dans cette circonstance. Par ce moyen, les progrès de l'esprit, dans la science où nous raisonnons, seront d'autant mieux assurés qu'ils résulteront d'une conviction intime.

III. Toutes les parties de la matière, considérées objectivement, sont placées sous l'action de nos sens. Elles existent absolument hors de nous, et sont indépendantes du moi personnel, de cette entité qui a fourni à Fitkce d'excellens argumens contre quelques erreurs du kantisme. Ces parties sont donc les objets de notre savoir, et sont proposées à notre intelligence (ob-

jiciuntur) : ils sont hors de nous, dis-je, et cette opinion peut être démontrée par une méthode qui m'appartient, et qui m'a été suggérée par l'étude de la science de l'homme : les prérogatives accordées par Descartes aux médecins studieux, font de ce philosophe un penseur habile et bien perspicace.

IV. Dans l'étude des fonctions organiques de l'homme, on trouve une propriété mise en jeu, une fonction remplie ; mais il faut, entre l'acte et la faculté, un moyen excitateur : il en est ainsi dans les fonctions intellectuelles. La sensibilité percevante est une propriété, la sensation est une fonction ; mais, entre cette fonction et la faculté, il faut un moyen excitateur. Or ce moyen est dans les objets qui nous entourent ; et comme, en bonne logique, la fonction, la faculté et le moyen ne sauroient être dans un seul sujet, j'en infère d'abord l'existence des objets extérieurs ; j'en déduis intérieurement le principe de nos connoissances ; j'en déduis encore qu'il y a des vérités qu'il faut chercher hors de nous.

V. Cette dernière conséquence rétablit la liaison de mes idées sur les objets qui m'entourent et que je veux étudier. Les objets ne peuvent m'affecter qu'à l'aide des attributs qui leur sont inhérens. Ces attributs ne sont pas identiques; ils sont différens suivant divers objets. Pour sentir cette différence, il faut qu'il y ait, dans la nature de ma faculté de percevoir, des différences correspondantes à celles qu'ont les corps dans leurs facultés de m'affecter. Ces différences existent : chaque organe sentant a un mode de sensibilité particulière, comme chaque objet senti revêt des modifications différentes. Je tire de là cette conséquence: que les premiers faits de notre rationalité analogues dans leur mécanisme, avec ceux de nos fonctions physiques (IV), sont des faits de contact, dépendans d'un rapport entre la nature générale et l'organisme individuel.

Ces rapprochemens éclaireront la question.

VI. Tous les objets sont donc les matériaux de nos connoissances; mais tous n'ont pas des attributs communs : cette différence, considérée hors de nous, annonce que tous les corps n'ont pas une seule et même nature. En effet, les uns offrent à nos sens des modifications actuelles et constantes, indépendantes d'une activité intime, intrinsèque, calculable dans ses effets subordonnés à des lois rigoureuses; les autres, au contraire, présentent à notre affectibilité des attributs actifs, périodiques, dépendans d'une manière d'être intrinsèque , autant que des influences qu'exercent sur eux les exitations externes : je dis attributs actifs, pour séparer les caractères des substances inertes de ceux des substances vivantes , et pour satisfaire aux principes de la plus judicieuse métaphysique ; je dis périodiques pour peindre la vie comme un renouvellement continuel de fonctions soumises à nos méditations , je dis dépendans d'une manière d'être intime , autant que des influences circonstancielles , pour ne pas encourir le reproche d'embrasser ses principes d'un vitalisme exclusif, ou d'une doctrine d'excitations absolue.

VII. Si tous les objets avoient des attributs communs, l'état inerte des corps étant confondu avec leur activité, le savoir seroit borné à quelques sensations immédiates. Alors l'empirisme seroit la seule méthode de bien philosopher, parce que les mêmes causes produiroient imperturbablement les mêmes effets; et que, d'ailleurs, les phénomènes d'une époque , d'un lieu , et d'un individu seroient perpétuellement les mêmes dans tous les cas donnés. La métaphysique de quelques médecins philoso-

phes du siècle se borne à admettre l'hypothèse que je réfute : mais comme les
faits la démentent, une théorie opposée
doit la renverser. Or, le nombre et la différence des attributs des corps, les muta-
tions que ces attributs éprouvent par la
succession des temps, par les influences
respectives et mutuelles des causes, multi-
plient proportionnellement nos rapports
scientifiques : le défaut de discernement
dans les attributs spéciaux est, sans doute, la
cause de nos longues disputes, de nos opinions opposées, de nos théories contradic-
toires, et, pour ainsi dire, des nombreuses
erreurs de l'esprit humain. M. Dégérando dit,
avec raison; « que le rationalisme et l'em-
» pirisme, malgré le caractère absolu qu'ils
» affectent, ne demeurent jamais rigoureu-
» sement conséquens aux principes qu'ils
» adoptent ». Il faut donc combiner leurs
moyens.

VIII. L'existence des objets hors de nous
est le caractère commun de tout ce qui
existe : la différence de leurs effets sur nous-
mêmes, en suppose donc une dans leur
nature; c'est donc dans leur nature, et non
dans nous-même qu'il faut chercher la véritable raison de cette différence déduite.
Il y a des vérités qui sont dans les objets

et non dans notre entendement : c'est l'oubli de ce principe qui conduit aux fausses analogies, comme je le prouverai dans le cours de cet écrit. Ce qui paroîtra tout à fait étonnant, c'est que les médecins analystes, qui ont proclamé l'empirisme en bornant l'expérience aux sensations actuelles, n'ont commis les plus dangéreuses méprises qu'en suivant, à leur insçu, les procédés d'un idéalisme sans réserve : voici la base de leur logique, appliquée à l'étude des maladies : *les symptômes morbifiques qui produisent actuellement sur moi telle sensation, devant la produire dans tous les cas*; prenons cette sensation pour principe analogique, et servons-nous-en pour déterminer des espèces ou des genres qui impliqueront l'idée de la nature des maladies : quelle erreur ! le vice de cette logique repose dans cette supposition arbitraire : « *tel symptôme annonce* » *toujours telle cause* ». Les mêmes analystes ont invoqué Bacon et Condillac qu'ils n'ont pas entendus; ils ont invoqué l'expérience qu'ils ont confondu avec l'empirisme; ils ont invoqué Hippocrate, dont ils ont défiguré la doctrine et les dogmes. Bacon n'a t il pas dit : « *nescit qui non* » *scit per causas* ». M. Dégérando n'a-t-il pas dit que l'empirisme est renfermé dans le présent, et que l'expérience lit dans l'avenir et dans le passé? Platon n'a-t-il pas dit, d'après Hippocrate et Socrate, qu'un bon esprit doit reconcilier l'autorité des sens et celle de la raison? Le scepticisme, enfin, n'a-t-il pas montré la mobilité d'une doctrine de faits fondée sur les sensations immédiates?

IX. C'est donc, dans les objets que nous étudions, qu'il faut chercher les vérités, et les objets peuvent nous être connus par leurs attributs : or ces attributs sont absolus ou relatifs : absolus, ils nous affectent immédiatement et n'ont aucune relation de dépendance avec d'autres faits antérieurs; relatifs, ils sont subordonnés à des circonstances antérieures, et ne peuvent être bien connus sans l'étude des rapports qui les subordonnent. Cette manière d'être des corps est l'expression complète de tous les phénomènes matériels qui nous affectent : en effet, que nous reste-t-il à connoître, dans les objets qui nous entourent, lorsque nous avons aperçu des faits et leurs relations? Or, cette manière d'être des corps correspond à la manière d'être de notre intelligence : nous avons une affectibilité actuelle, qui est en rapport avec les attributs absolus d'où naissent les sensations immédiates; nous avons une affectibilité par réminiscence qui saisit et retrace les circonstances antérieures des faits; et nous sommes doués de la faculté de réfléchir, pour apercevoir les rapports qui lient les attributs immédiats aux faits antérieurs.

Ces idées comparatives m'appartiennent; elles serviront à la question : et je me permets de demander combien de doctrines se trouvent conciliées par ce raisonnement ?

X. Or, comme on peut réduire à des faits actuels, ou absolus, à des faits dépendans, ou relatifs, à des rapports de faits, toutes les propriétés perceptibles des objets que nous étudions, considérés comme moyens de nos connoissances; on peut de même réduire nos propriétés percevantes à une affectibilité actuelle mise en jeu par les propriétés absolues, à une affectibilité rétro-active, excitée par les propriétés dépendantes, et une affectibilité inductive excitée par l'étude des rapports. On peut donc borner les fonctions rationnelles à la sensation immédiate, à la sensation mémorative, ou souvenir, et à la sensation inductive. Des médecins m'entendront complètement; des métaphysiciens, non-médecins, croiroient m'entendre, et s'abuseroient peut-être.

XI. Ces principes étant posés, nous en déduisons, comme conséquence applicable à notre problème, que, dans l'étude des corps, nous éprouvons des sensations immédiates, des sensations mémoratives, et des sensations inductives, parce que les corps s'offrent, à notre entendement, dans un état inactif, ou dans un état d'activité et d'action. Les sensations ont un caractère de stabilité dans certains cas ; elles ont, dans d'autres cas, un caractère relatif à la nature des corps qui les produisent. Les premières peuvent servir à la classification des attributs ; les secondes peuvent servir à l'étude des faits, en fournissant les premiers matériaux de nos recherches. Je m'explique : les sensations immédiates produites par les attributs absolus de couleur, de forme, de consistance, peuvent nous donner des matériaux suffisans pour classer les corps, en raison de leurs analogies sensibles ; mais la classification des corps n'est pas un résultat de leurs fonctions et de leur activité : il faut donc considérer les attributs relatifs, et les sensations mémoratives ou inductives sous un rapport nouveau ; c'est-à-dire qu'il faut combiner les sensations immédiates, avec les sensations inductives, pour pouvoir étudier une fonction unique : il faut donc, à plus forte raison, employer cette combinaison, pour comparer une fonction à une autre, afin de découvrir les analogies des deux fonctions comparables.

XII. Cette combinaison, relative d'ailleurs à la nature des corps, constitue la véritable philosophie des recherches : elle peut servir à l'examen des problèmes les plus complexes; puisqu'elle réunit les ressources de l'observation, aux résultats de la raison ; puisqu'elle suppose qu'il y a un empirisme rationnel fondé sur des faits non immédiats; et un dogmatisme expérimental fondé sur des sensations directes, quoique non actuelles, et retracées au besoin par l'affectibilité mémorative.

XIII. Observons ici, à l'appui de notre manière de raisonner, que l'idée de l'activité des corps, et les sensations inductives qui en procèdent, se trouvent revêtues, par le fait, d'un caractère spécial : ce caractère consiste en ce que, dans l'étude des fonctions du corps animé, nous portons avec nous-même un point de comparaison, d'où nous pouvons retirer de fertiles données. Il faudroit donc établir deux classes de sensations inductives : les unes externes, ou fondées sur le rapport des effets et des causes; les autres intuitives, ou observées en nous-mêmes, comme point analogique.

L'idée des fonctions d'un corps, déduites autant de la manière d'être de ces corps, que de nos facultés mentales de percevoir ces fonctions, fait naître l'idée nécessaire de la périodicité de ces fonctions; car un état d'activité, qui seroit constamment le même, depuis la première période de la vie jusqu'à la mort, est un accident impossible à la matière soumise aux influences extérieures, et aux modifications produites par la nature propre de ces corps.

Si l'idée de périodicité se lie nécessairement à celle de l'activité des corps; celle de fonction se lie nécessairement à la périodicité: car on ne conçoit pas des altérations dans l'activité, sans concevoir simultanément un but quelconque de cette altération; ce but est nécessairement un terme d'efforts : Or, une périodicité a un commencement, une persistance et un terme: tout ce qui, dans un corps vivant, a un commencement et une fin, est sans doute une fonction.

XIV. Récapitulons les données fournies par le raisonnement. L'objet est important; il faut en saisir la justesse. M. Destutt-

Tracy a dit, avec beaucoup de raison, que nos sensations sont le commencement et la fin de toutes nos recherches. L'idée de l'activité des corps se déduit de celle de leur nature ; cette idée fait naître celle de la périodicité ; celle de la périodicité produit celle d'une fonction spéciale ; celle d'une fonction spéciale doit nous fournir celle d'un tout comparable, dans son ensemble et dans ses élémens : cette comparaison produit en dernier terme les analogies, dont nous devons rechercher les avantages.

XV. Cette liaison d'idées me paroît indissoluble. Quelle est la cause de cette étroite connexion ? Je crois l'apercevoir dans l'emploi d'une métaphysique précise, qui porte ses regards, de la nature des objets étudiés, à celle des forces rationnelles, et à celle des fonctions intellectuelles. Mais, si je ne puis pas donner une affirmative, qui seroit, peut-être, présomptueuse, je puis néanmoins établir cette règle d'examen ; pour acquérir une idée suffisante et complète d'une fonction d'activité, considérée comme un tout comparable ; il faut procéder avec lenteur, avec circonspection, et ne laisser aucun intermédiaire sans examen.

Ces principes, appliqués à l'hypothèse des corps vivans, nous conduiront bientôt à la détermination des termes du problème; car, si une fonction est un tout composé d'un commencement, d'un état et d'un effet; nous pourrons, par extension, considérer la maladie comme une fonction. Ce sera donc dans cette fonction qu'il faudra chercher les analogies.

XVI. Toute action, toute fonction a un but, toute activité a un terme. Le but de la fonction dépend de nos rapports avec les objets extérieurs; le terme de l'activité est limité par un effet perceptible : nous conserver ou nous détruire est le but de chaque fonction. L'intervalle placé entre deux fonctions, est un de ces touts dont la collection forme l'existence entière. La maladie est donc une fonction.

XVII. Cette fonction se compose de diverses parties élémentaires. Elle peut être l'effet de l'influence réciproque des forces extérieures et des forces organiques : d'où il suit que la nature, l'invasion, la durée, la terminaison d'une maladie, ne seront jamais connues, si nous ne fixons les rapports qui unissent entr'eux les divers élémens de cette maladie. Quels sont les élémens de cette fonction qui tend à troubler

ou à détruire l'état d'organisation complète.
Les sensations immédiates disent, d'abord,
que ces élémens se trouvent dans les symptômes morbifiques; les sensations mémoratives affirment que les élémens se trouvent dans des influences antérieures, ou
dans les prédispositions de l'organisme animal ; les sensations inductives affirment que
la maladie consiste dans les rapports qui
existent entre l'état actuellement perceptible des symptômes immédiats, et les états
antérieurs considérés comme causes productrices ou prédisposantes.

XVIII. La notion de la maladie, ou la
connoissance de l'état maladif, se compose
donc de diverses parties constituantes ; c'est-
à-dire que la détermination d'une maladie
ne peut se déduire que d'une réunion judicieuse des sensations immédiates, et des
sensations inductives, ou de la découverte
des rapports qui lient les uns aux autres.
Il devient alors possible de comparer une
maladie à une autre. On ne découvre pas des
rapports, sans avoir comparé. On ne découvre pas des rapports, sans apercevoir
des analogies. Ces analogies peuvent être
plus ou moins nombreuses ; on peut en
déduire plus ou moins de l'examen raisonné
des élémens d'une maladie : il y a, en con-

séquence, une analogie pathologique générale, formée de la réunion des analogies
particulières. Il est certain, qu'on ne peut
comparer une maladie à une autre, si l'on
ne connoît une des deux : or, cette con-
naissance résulte, avons-nous dit, de l'exposition des rapports qui lient les symptômes aux causes ; cette idée de Zimmermann est aussi utile que profonde.

XIX. Puisque la maladie résulte d'une
action et d'une réaction constatée, entre
l'organisme et les agens externes; il faut
reconnoître que cette fonction est l'effet
simultané de plus d'une cause ; car, dans le
concours simultané de plusieurs influences
plus ou moins opposées, l'esprit découvre,
à coup sûr, plusieurs causes de fonctions.
A l'occasion de cette dernière, observons,
d'abord, que les causes étant en concours
d'action et d'influence, une même cause
ne produira pas constamment le même
effet : observons encore que des symptômes
dissemblables pourront cependant être l'effet
d'une même cause générale, suivant le
mode d'influence que les causes organiques exerceront sur les causes externes.
Dans l'ensemble de la maladie, on découvre deux élémens bien distincts : des
phénomènes suscités et immédiatement sen-

sibles, et des causes productrices ; mais il
ne faudroit pas imaginer que les dogmes
de la causalité puissent être tirés d'une autre
source que celle de l'expérience : cette idée
explique comment l'érudition donne aux
savans médecins une supériorité sur les
autres : ils savent interroger la nature ; ils
savent plus encore, ils savent interpréter
ses réponses : plus habitués à parcourir le
domaine de la véritable expérience, ils en
connoissent les véritables fruits.

XX. Qu'est-ce donc que l'analogie médicale, ou mieux encore, en quoi consiste
l'analogie des maladies individuelles ou générales ? Elle consiste dans les rapports qui
existent d'abord entre les parties constituantes d'une seule maladie, et ensuite entre
une maladie connue, et une maladie à connoître. Comment découvrir ces rapports ?
Je pense que c'est en analysant avec lenteur et circonspection, les divers élémens
d'une maladie, étudiée analytiquement,
d'après les préceptes du père de la médecine, si bien expliqués par Fouquet dans
son discours sur la clinique, et en compa-
rant le résultat de cette opération avec des
faits connus. Quel sera le fruit de cette
analyse ? Je suis porté à croire que le fruit
d'une bonne analyse constatera, 1.º, les

erreurs des analyses superficielles, imparfaites et dangereuses des symptômes considérés d'une manière absolue ; 2.º, les vices des analogies déduites des rapports de ressemblances ; 3.º l'utilité des rapports des effets à la cause, ou de la cause aux effets. Or, ces élémens étant connus, l'analyse est faite : il nous reste donc à chercher les analogies.

J'établis ce principe, que, pour trouver des analogies dans une seule maladie, ou entre une maladie connue et une maladie donnée, il faut absolument combiner les sensations immédiates, fournies par les symptômes, avec les sensations mémoratives, fournies par des faits antérieurs, et les sensations inductives suscitées par les rapports aperçus entre les symptômes et les causes externes ou internes qui les produisent. Ce principe seul doit nous conduire au but sans écueils et sans erreurs. Il suffit, toutefois, d'en bien entrevoir l'importance, et d'en bien faire les applications. Une affirmative, commune à ces trois sortes de sensations, est une analogie qu'il est impossible de nier dans l'explication d'un fait.

XXI. Des hommes, célèbres par leurs titres et par leur renommée, ont fondé la

science des analogies sur d'autres principes
que les miens. Quel sera le *criterium* philosophique, qui proclamera la vérité de
l'une de nos doctrines? Je prie mes juges
de conserver l'amour de la vérité qui a
dicté leurs questions sur l'analyse et sur
l'analogie, et je suis sûr que leur réponse
sera prompte et facile. Je n'imagine pas
que mes développemens puissent satisfaire
complètement aux vues profondes qui les
ont dirigés; mais je puis dire, sans pré-
somption, qu'après de longues et sérieuses
pensées, j'ai cru entrevoir l'esprit véritable
de leur problème. En insinuant que j'ai
écrit après avoir long-temps médité, n'est-
ce pas réclamer l'attention, et récuser des
jugemens prématurés?

XXII. En posant le principe du paragraphe XX, j'ai conformé le précepte au
rapprochement théorique du paragraphe IX.
Il résulte de ce concours, que je ne cherche
pas, exclusivement, l'analogie dans les
effets de mon entendement; mais, dans la
nature du corps étudié et de la fonction
qu'il exerce : autant que dans l'existence
des rapports, qui lient mes facultés rationnelles aux attributs des objets extérieurs.
L'empirisme, l'idéalisme, et le rationalisme
doivent conséquemment concourir à la so-

lution du problème ; il faut , en effet, que les sens, l'expérience et la raison fournissent leurs données , pour qu'on puisse raisonner avec avantage.

XXIII. Mais, quand j'invoque le rationalisme, ce n'est pas qu'appliquant à la science de l'homme , les idées absolues et abstraites de causalité , adoptées par Descartes, consacrées par Mallebranche , et défendues , dans les diverses nations, par Lipstorp, Roell, Petermann et Régis, je suppose des idées intimes et synthétiques, d'où l'on puisse , *à priori* , déduire l'explication des faits. Je définis le raisonnement comme l'ont fait Destutt-Tracy, Garat, et tant d'autres bons philosophes ; et je le considère comme l'expression généralisée des fonctions sensitives, actuelles ou passées : les maximes même de Clarke et de Berkeley, appliquées aux questions de faits, n'ont pas de rapport avec le rationalisme que j'adopte.

XXIV. Le corps de l'homme est un composé de diverses parties actives et agissantes, dont chacune a des forces propres et concourantes. La réunion de ces forces particulières constitue ce que le célèbre Barthez a appelé système des forces, dans un livre dont les faits sont d'un grand poids, quoiqu'ils soient expliqués par une hypothèse

3

plus spécieuse qu'utile : l'étude et l'aperçu
de ce système entier de forces , ont fait
naître l'idée d'économie animale ; et c'est ,
peut-être , par imitation , que Muratorius ,
Rousseau et Condorcet ont imaginé une
économie politique , dont les divers ressorts
secondaires rappellent assez les forces de
la machine humaine.

Le système des forces animales est régi
par de tels principes , qu'une excitation , ou
une activité simultanée de plusieurs systèmes
particuliers , ne peut co-exister , sans que
l'esprit ne puisse découvrir le point de
départ de l'activité actuelle , dont on peut
quelquefois apercevoir le but : telles sont
encore les lois qui dirigent ce système entier ,
que l'activité physiologique ou pathologique de quelque système particulier , peut
être déterminée par les causes externes les
moins analogues , et modifiée par des causes
organiques plus ou moins individuelles. On
ne doit pas donner des faits en preuve de
ces principes , quand on doit être jugé par
de savans médecins.

XXV. Or, les symptômes, propres à la
lésion de tel système particulier , ne sont
pas rigoureusement l'expression d'une cause
unique : or , dans la succession d'une série
de lésions partielles apparentes , il faut

chercher le point de départ de la première
affection : il résulte donc bien clairement,
de ces principes, que les sensations immédiates, fournies actuellement par les symptômes prédominans, peuvent être décevantes
ou sans liaison avec la nature de la maladie, ne point afférer d'une manière constante à la cause de la maladie ; et qu'elles
ne peuvent conséquemment fournir aucun
point de comparaison, à la découverte de
l'analogie. Il résulte encore que, si, après
avoir fixé expérimentalement la manière
spéciale d'agir de telle ou telle cause, en
raison des dispositions individuelles, je puis
combiner les sensations immédiates avec les
sensations mémoratives ; et, si je puis atteindre, par leur concours, à la sensation
inductive du rapport qui existe entre tel
symptôme actuel, et telle cause supposée ;
j'aurai saisi le principe analogique propre
à déterminer la nature d'une maladie.

XXVI. J'ai répondu à la première partie
du problème : l'analogie immédiate dans
les symptômes absolus n'est d'aucune utilité : l'analogie inductive, tirée du rapport
du symptôme avec la cause est d'une utilité
irrécusable, pour la détermination d'une
maladie. Que cette maladie soit nouvelle
ou inconnue, que cette maladie soit un cas

douteux, ces circonstances, ne démentent pas ma solution; car, les divers systèmes des forces de l'économie étant comme connus, les symptômes, particuliers à chacun, étant fixés; une maladie nouvelle ou un cas douteux ne dénatureront pas la nature des symptômes, quand on saura quels sont ceux qui résultent de telle cause spéciale, dans l'examen des faits particuliers ou généraux.

XXVII. La première partie du problème étant résolue; la seconde et la troisième le sont également; car, après avoir prouvé que les sensations inductives par lesquelles nous percevons le rapport des causes aux symptômes, fournissent une détermination suffisante; il est également prouvé que, lorsque nous cesserons d'apercevoir ces rapports, nous devrons commencer de nouvelles recherches, jusqu'au point où nous découvrirons de nouvelles cause ; mais il est également prouvé que les règles, où nous nous tiendrons pour découvrir ces rapports, consistent à ne jamais abandonner le fil de nos recherches, et à combiner les sensations immédiates avec les sensations mémoratives et les sensations inductives, jusqu'à ce que nous ayons fixé la valeur étiologique ou rationnelle des faits qui nous frappent immédiatement.

XXVIII. Ces développemens expliquent comment les méthodes empiriques peuvent devenir promptement désastreuses; comment les méthodes analytiques peuvent ne pas se rapporter aux causes productrices des maladies; et comment, enfin, les méthodes rationnelles peuvent, dans la plus grande partie des cas, rendre à l'art de connoître et de guérir les maladies, les secours les plus positifs. J'entends par méthode rationnelle les procédés par lesquels on découvre les indications, après avoir confirmé les résultats de l'analyse par les produits de la synthèse, suivant l'idée de Zimmermann.

XXIX. J'ai disposé l'attention de mes juges à la solution ou à la définition du problème : montrant presque les progrès historiques de la philosophie de la raison et de celle de la médecine, j'ai, pour ainsi dire, affirmé que la question, qui nous occupe, est, à la philosophie médicale, ce que le célèbre problème de Kant est à la philosophie morale: l'un et l'autre ont, pour but, *la vérité dégagée d'incertitudes et de sophismes*. En effet, la société de médecine de Montpellier, pensant, avec M. Dégérando, que l'enthousiasme n'a qu'un règne passager, et

que la vérité gagne en force ce que l'illu-
sion perd en éclat; cette société, dis-je,
froidement attachée à la recherche de la
vérité, que tant d'érudits croient avoir
trouvée, propose une question fondamen-
tale, qui exigera, pour ses développemens,
une combinaison bien faite de la métaphysique et de l'expérience médicale, ou un
concours des sensations immédiates et des
sensations inductives : le philosophe de
Konigsberg, peu satisfait des maximes fournies par l'idéalisme absolu, doutant pourtant des principes déduits exclusivement de
l'empirisme, exige que, pour la découverte
des vérités premières, on concilie les données fournies par la nature de notre entendement, avec ce qui résulte des attributs
des objets soumis à nos méditations. La
société de Montpellier veut qu'on assigne
le rapport des effets et des causes avec
l'action qui conserve ou qui détruit l'organisme, dans des circonstances plus ou moins
générales ; le philosophe Kant établit sa
méthode transcendante sur l'existence des
rapports intimes que l'esprit peut découvrir
entre les facultés mentales et la nature générale ; ou entre ce que l'on appelle en philosophie scolastique l'existence et les iden-

tités ; ou mieux encore entre notre entendement, et la nature des objets extérieurs.

XXX. Si la question se bornoit à des règles abstraites et sans applications, à des principes philosophiques et sans détails probatoires, le problème seroit presque défini, et la solution serait complète : mais , si , d'après les principes d'une véritable logique, on peut considérer toutes les explications générales comme l'expression ou comme la représentation abrégée des faits les plus évidens et les plus positifs; d'après les mêmes principes , il faut mettre les maximes générales à l'abri d'une juste critique, en considérant ultérieurement les faits comme élémens d'une théorie confirmée.

Je pourrois donc envoyer cette partie seule au concours : mais, après avoir indiqué, dans l'origine de nos idées , la solution du plus grand problème; il faut que j'essaye de confirmer l'origine de nos idées, par la réalité de nos connoissances. Cette méthode est d'ailleurs nécessaire: les lecteurs n'ont pas, tous, un même goût et une capacité commune : les uns ont besoin de faits pour former les théories générales , et pour traduire en principes les résultats des observations détaillées ; les autres , familiers

avec ces observations, et exercés dans l'art
difficile de les combiner, et d'en reconnaître
la vérité dans les expressions même les plus
complexes, s'épargnent l'étude des délais,
et calculent l'exactitude des maximes abstraites : dans cette occurrence, je réunis les
explications particulières aux règles générales, afin de rendre mes opinions accessibles aux uns et aux autres.

SECONDE PARTIE.

XXXI. Les applications des recherches
sur l'analogie eussent été trop générales,
et conséquemment trop difficiles à faire, si
la Société de médecine-pratique n'avoit paru
restreindre l'objet de ces applications aux
épidémies, qui sont des maladies souvent
inconnues, et fort comparables aux cas
douteux ; mais, pour découvrir les analogies qui existent dans les maladies populaires comparées entre elles, il est conforme aux règles des bonnes observations,
de rechercher les analogies des maladies
ordinaires. Pendant une époque épidémique,
toutes les formes morbides se présentent à
l'observateur : les phénomènes se succèdent
avec tant de rapidité; ils coïncident quel-

quefois avec tant de tumulte et tant de
trouble, qu'il est difficile de bien saisir les
analogies d'une maladie comparée à une
autre; si, au préalable, l'esprit du praticien
n'a discuté, avec profondeur, la valeur des
divers élémens observés dans les maladies
ordinaires. Au reste, une maladie épidémique n'est et ne peut être composée que
des élémens des maladies sporadiques; car
la maladie résulte constamment d'une altération produite par des causes extérieures,
et modifiées par des causes prédisposantes
ou individuelles. Nous sommes donc auto-
risés à chercher l'objet de nos spéculations,
soit dans les maladies particulières, soit
dans les maladies populaires.

XXXII. L'analogie, en général, considérée d'après mes principes philosophiques,
réside autant dans les faits que dans nos
conceptions et dans nos discours : dans les
faits, elle est l'existence des rapports qui
unissent les élémens d'un fait, et qui lui
donnent un caractère déterminé ; dans nos
conceptions, elle est la certitude intuitive
de la découverte de ces rapports; dans nos
discours, elle est l'imitation de ces rapports,
exprimés, dans une série de faits inductifs,
et présentés dans l'ordre de leur succession
et de leur dépendance. Considérée dans la

médecine-pratique, l'analogie des maladies consiste dans l'existence des rapports qui unissent les symptômes aux autres élémens de la maladie : elle se déduit du rapprochement fait entre les symtômes actuels, la période de l'invasion, la succession des formes morbifiques, les influences des causes matérielles sur les causes organiques, l'aperçu des forces radicales et des forces agissantes, le résultat des moyens curatifs naturels ou artificiels; tels sont, je crois, les élémens de maladies, parmi lesqnels l'observateur doit chercher la déduction d'une cause matérielle, propre à déterminer une maladie, à fournir la méthode curative, à fixer des règles générales ou particulières d'application. En appliquant encore ici mes principes de la première partie, on voit que la détermination d'une maladie se déduit des sensations immédiates, des sensations mémoratives et des sensations inductives.

XXXIII. Une maladie est donc un tout, puisqu'on peut en assigner les élémens.; elle a un but, puisqu'on peut en calculer les résultats ; elle est donc un tout, placé dans les limites de l'invasion et de la terminaison ; mais il n'est pas bien facile de définir une maladie : nous pouvons dire toutefois qu'elle est une fonction exprimée par des phénomènes irréguliers, produits par des causes subordonnées, dans leur succession, au mécanisme individuel, et aux effets des moyens curatifs naturels ou artificiels. Cette sorte de description me paroit renfermer ce qu'on trouve d'utile dans les définitions des empiriques, qui ne forment des notions que d'après les symptômes ; dans celles des étiologistes qui ne déterminent que d'après les causes matérielles; dans celles des disciples de Gaubius et de Nietzki, qui définissent les maladies d'après les prédispositions organiques. Partant de ces définitions, on peut réduire les élémens de la maladie aux symptômes, aux causes prédisposantes, parmi lesquelles il faut compter l'état des forces radicales et des forces agissantes, aux causes matérielles et aux circonstances de résultats. Tâchons de confirmer cet enchaînement de principes.

XXXIV. Dans une maladie, on aperçoit d'abord des symptômes qui indiquent que la maladie revêt la forme nerveuse, gastrique, circulatoire, etc. etc. Ces formes sont déterminées elles-mêmes par des circonstances individuelles propres à l'homme malade; mais l'esprit cherche d'abord pourquoi tel individu offre plutôt une forme qu'une autre; nous cherchons cette raison dans les relations d'affinité ou d'influence qui existent entre les formes aperçues sur tel organe et telle cause matérielle. Cet aperçu se confirme ou se dément par les résultats des formes médicatrices naturelles ou artificielles. Ces développemens pourroient servir de texte à cette seconde partie. Notons ici que la connoissance des phénomènes morbifiques, résulte de notre sensibilité actuelle; que la mémoire nous fournit les notions des circonstances individuelles; et que l'induction nous mène à l'appréciation des causes productrices.

XXXV. Or, puisque l'analogie en médecine consiste dans les rapport des deux maladies; il s'ensuit que la comparaison et les analogies doivent reposer sur le rapprochement des principes élémentaires et circonstanciels de ces maladies comparées: car, en bonne dialectique, on ne peut pas comparer deux objets complexes, sans avoir préalablement comparé les divers élémens de ces objets. Or, dans l'hypothèse actuelle, je dois assigner les divers rapports qui existent entre les divers élémens d'une maladie. Je dois comparer une classe d'élémens observés dans une maladie connue, à une classe d'élémens observés dans une maladie à connoître : nous verrons

si leur similitude peut fournir des analogies
utiles , d'où l'on puisse inférer une nature
commune , et une méthode curative identique ; ou bien de quelle manière il faut
discerner l'analogie naturelle de deux maladies offertes à l'exploration , sous des phénomènes non-analogues.

XXXVI. Les divers symptômes pathologiques pourroient être classés d'après certaines règles : celles-ci pourroient se déduire
des appareils organiques ou systèmes particuliers des fonctions , dont on aperçoit les
lésions particulières pendant les diathèses
morbifiques ; et , dans l'étude des maladies
générales , sans désignation de lésion spéciale ou fixe , on peut observer certaines
séries de symptômes qui se succèdent ou
se contrebalancent. J'entends , par diathèse
générale , un état morbifique de l'économie ,
duquel on ne peut *à priori* démontrer la
cause matérielle ; quoiqu'on puisse , sous
la prédominance de cette diathèse , observer
des formes maladives , multiples et successives. J'ai dit diathèse générale , car si la
diathèse particulière étoit connue , nos
recherches actuelles seroient superflues et
déplacées : quelle nécessité , en effet , de
chercher , par des analogies , la détermination d'une maladie que l'on sauroit à

priori être l'effet d'une diathèse vermineuse, laiteuse, virulente, etc. etc. J'assimile, ici, l'idée des diathèses avec celles des causes : et ma détermination pourroit être contestée, qu'elle n'en seroit pas moins exacte, puisque je fixe l'acception actuelle du mot.

XXXVII. Nous pouvons réduire, à quatre chefs, les symptômes dont il s'agit ; en prenant ces symptômes dans les auteurs qui se sont occupés plus particulièrement de certaines affections de systèmes particuliers, ou de l'action de quelques causes particulières. Boërhaaye, Stoll, Tissot, Charles Le Pois et Baillou, nous fourniront des matériaux suffisans pour réduire à quatre classes les phénomènes pathologiques : phénomènes gastriques, circulatoires, respiratoires ou nerveux ; chacune de ces classes, pouvant ensuite fournir des symptômes dépendans, suffiroient à notre objet actuel, puisqu'ils embrasseroient l'ensemble des signes des maladies générales. La réunion d'une certaine quantité de signes qu'on pourroit considérer comme indicateurs d'une lésion nerveuse, respiratoire, circulatoire ou gastrique, constitue souvent une forme de maladie : mais les formes accidentelles n'indiquent pas la nature de la maladie, et ne peuvent conséquemment fournir des points de rapprochemens aux déterminations d'une maladie.

XXXVIII. Les phénomènes sont en physiologie, dans une telle dépendance, que l'étude de leur succession donne une idée complète du mécanisme et de l'enchaînement des effets de la vie : cette succession en a imposé à quelques grands hommes, au point que Barthez a prétendu, dans sa physiologie, que les causes des phénomènes se trouvent dans l'ordre de leur succession, puisque les uns contiennent la raison des autres ; Berthollet a eu la même pensée ; il l'a insinuée dans plusieurs endroits de sa statique chimique ; mais il l'a bien expliquée dans son introduction à la chimie complète de l'anglois Thomson. Je crois que les faits se succèdent d'après certaines lois ; mais je pense, contradictoirement avec ces deux excellens philosophes, que les faits antérieurs ne sont pas la cause de ceux qui leur succèdent ; puisque l'enchaînement de ces faits peut commencer par tel ou tel point de la chaîne de ces mêmes faits : je ne détruis pas, toutefois, cet ordre de liaison. En effet, il faut par exemple que l'absorption fournisse à la circulation des matériaux de transport ; il faut que la circulation porte et présente ces matériaux aux organes respiratoires ou oxydateurs; il faut que l'appareil r piratoire oxyde ces matériaux, et qu'ils soient portés, avec cette dernière condition, à l'organe cérébral, pour que l'appareil encéphalique, ayant reçu une excitation indispensable, puisse vivre lui-même; reproduire, par son influence importante, l'enchaînement que je viens d'exposer ; et favoriser d'ailleurs les fonctions excrétoires ou sécrétoires, sans lesquelles la vie ne pourroit se maintenir.

XXXIX. Je vois dans ce tableau, un ordre de succession bien établi ; mais l'altération de cet ordre pouvant se faire dans l'estomac par la présence de quelques causes matérielle : dans le cœur par une syncope ; dans les poumons par l'asphyxie, dans le cerveau par l'apoplexie; je ne puis pas imaginer que ces faits successifs soient la cause les uns des autres.

XL. Ainsi tout est physique et matériel dans l'ordre des actes de la vie ; tout est contact, jusqu'au moment où l'action nerveuse paroît se déployer : mais cette action même, qui, aux yeux des vitalistes, borne le domaine de la physique ordinaire, est elle-même un fait appartenant à cette physique qu'on feint de ne point retrouver dans les effets de l'organisme animal. Pour prou-

prouver cette opinion, il doit me suffire
d'employer, ici, la méthode de raisonner de
Didérot, en poussant le fait jusqu'à un
principe favorable à l'opinion qu'on veut
infirmer. Si l'on est forcé de convenir que
l'action nerveuse n'auroit pas lieu, sans l'action chimique du poumon, qui prépare au
cerveau un sang oxydé, un excitant physique, pourquoi l'effet ne seroit-il pas de la
nature de la cause ? Car l'excitement matériel est, ici, une cause manifeste; au reste,
une même cause ne peut-elle pas produire
des effets dissemblables en apparence ? Et
n'est-ce pas à l'oubli de cet axiome de physique générale, qu'il faut rapporter l'erreur
de ceux qui ont transformé, en maladies
essentielles, des formes morbifiques illusoires ?

XLI. L'ordre de l'enchaînement que je
viens de signaler, se répète dans l'état mor-
bide, comme on l'a observé dans l'état
physiologique : je dis plus, la maladie n'est
et ne peut être qu'un enchaînement de
phénomènes altérés dans leurs apparences
ordinaires et habituelles. Or, si l'estomac
est affecté, l'absorption étant imparfaite et
devenant vicieuse par sa quantité ou par sa
qualité, la circulation se trouve nécessairement lésée; alors la respiration se fera

avec plus ou moins d'imperfection ; et par
suite de toutes ces irrégularités , le cerveau
ne recevant pas l'excitation nécessaire aux
influences qu'il doit exercer , toutes les
fonctions seront dans le désordre ; et l'on
verra se renouveler un nouvel enchaînement, une nouvelle série de symptômes ou
de signes morbifiques.

XLII. Les faits qui expriment les lois
suivant lesquelles notre être persiste dans
son existence organique, quand la succession est régulière ; annoncent une atteinte
à cette persistance, quand la succession
est pathologique. Mais, dans l'un et dans
l'autre cas, ces faits sont soumis aux divers
modes de nos propriétés vitales ; c'est à-
dire, qu'une lésion sera toujours, en dernière analyse, le résultat d'une altération
dans les propriétés vitales de l'un des organes
majeurs, auxquels semblent départies les
fonctions dont nous avons indiqué la succession et le développement physiologique et
pathologique. J'ai dit *une altération dans
les propriétés vitales* ; et cette opinion semble demander des explications : car on pourroit supposer que je suis attaché aux
maximes d'un solidisme, auquel ma raison
ne peut donner, dans bien des cas, l'assen-

timent général que lui accordent des hommes qui ne sont pas sans instruction.

XLIII. Je considère les propriétés vitales, départies à quelques organes, et même à plusieurs appareils, comme un effet organique de la composition de toutes les parties agissantes. Le solide animé a plusieurs formes complexes, je l'avoue; mais sa composition est homogène et identique dans toutes les parties du système animal : tandis que la composition des humeurs ou des fluides de cette même économie est multiple et variée. Or, les propriétés de la vie sont multiples : or, encore, les humeurs sont le point de départ de l'état organique; d'où je conclus que les diverses propriétés de la vie, observées dans les organes, ont leur raison suffisante, dans la nature propre des divers fluides animés, autant que dans les textures organiques. Cette manière de considérer les propriétés vitales, me fournit les formules suivantes : les fluides vivans sont à l'économie totale, comme cinq sixièmes de vie sont à un sixième de vie. Les fluides ont, originairement, fourni aux solides les rudimens de leurs propriétés vitales, puisque les propriétés ne peuvent se déduire absolument de l'arrangement et de la texture des parties. Les solides sont donc le résultat

passif de la vie : d'où je conclus que cette
fonction doit être, d'abord dans les fluides
dont les divers états vitaux se réduisent aux
attributs de contact, de composition, de
dégénérescence, d'altération et des sous-
tractions de principes. On peut attaquer ces
conséquences par l'autorité des expressions
inexactes ou des explications vieillies; mais,
je doute beaucoup qu'on pût les attaquer par
des faits concluans, ou par des raisonnemens
sans réplique. Elles reposent sur les faits;
1.°, que le solide vivant est partout identique
et homogène; 2.° que les faits son différens,
ainsi que les propriétés. Au reste, ces résultats n'altèrent ni la doctrine de ce mémoire,
ni la nature de conclusions que je dois former.

XLIV. Mais, ces phénomènes et ces lois,
ou ces dispositions organiques, par l'intermédiaire desquels les symptômes morbifiques
affectent nos sens, n'auroient point lieu et
se soustrairoient, conséquemment, à nos
examens; si des causes matérielles ne favo-
risoient le développement de ces faits. Cette
nécessité de concours me paroît donner un
nouveau poids à l'opinion de Pitcairn, qui
a affirmé que, pour connoître les causes
ou le principe d'une maladie, il faut connoître également les forces qui les régissent.
Elle me paroît encore attaquer l'opinion de

Valésius, qui a prétendu que l'essence d'une
maladie est dans la prédisposition du corps.
Pour concilier les opinions diverses des
étiologistes, peut-être, faudroit - il renouveler ici mes principes métaphysiques : considérant alors la prédisposition organique
aux maladies, comme une faculté; la maladie seroit le résultat ou la fonction, et les
causes matérielles seroient les moyens.

XLV. Puisque la vie est le résultat combiné
des influences extérieures sur l'organisation;
et de la réaction vitale sur les mêmes influences; il s'ensuit rigoureusement que tous
les faits vitaux sont la conséquence de l'organisme, et de notre dépendance envers
les objets excitateurs. Or, la maladie est
une fonction : d'où j'infère que les causes
morbifiques sont autant en nous-mêmes, que
hors de nous. On voit bien clairement que
les causes sont des objets physiques, et non
des abstractions ou des principes occultes.
La véritable métaphysique cherche ces causes
sensibles, et néglige les abstractions et les
chimères. Considérées en nous - mêmes,
elles s'identifient avec notre manière d'être
individuelle: dès-lors, l'âge, le sexe, le tempérament physique ou moral, et les idiosyncrasies seront des causes propres de
maladies. Considérées hors de nous, elles

ne peuvent se trouver que dans les objets naturels, qui ont un rapport direct avec les phénomènes gastriques, circulatoires, respiratoires et nerveux, dont il a été question. Dans ce dernier cas, l'époque annuelle ou diurne, la position topographique, tous les objets d'usage, et la profession seront autant de causes extérieures, matérielles ou communes. Une maladie ne peut donc reconnoître d'autres causes que celles qui sont individuelles ou générales, propres ou communes. Il ne faut pourtant pas considérer les causes d'une manière trop absolue; car les localités topographiques, qui renferment souvent des causes matérielles qui affectent certains étrangers, n'affectent pas de la même manière, quelques habitans familiarisés avec ces causes: de même encore, les causes prédisposantes sont modifiées par quelques circonstances relatives. On trouve des preuves frappantes de la première observation, dans les voyages de Laporte et de Prévost; les principes de la saine physiologie appuyent la seconde.

XLVI. Cette manière de considérer les causes ne borne pas les avantages à concilier la doctrine d'un vitalisme réservé avec celle d'une série d'influences externes. Elle a, d'ailleurs, un rapport sensible avec

l'esprit du problème: car, dans la recherche
des déterminations et des analogies, il faut,
tour-à-tour, promener les regards de l'esprit,
de ce qui est propre à l'économie, vers ce
qui ne lui est qu'afférant ou circonstantiel.
Elle nous conduit également à l'examen
des phénomènes ultérieurs ou consécutifs.
L'ordre de succession des diverses phases
de la maladie est, quelquefois, l'effet des
forces propres aux affections morbides ; elle
est quelquefois l'effet prévu et souhaité
de nos secours médicinaux. Il est important de noter cette succession , comme
un des élémens majeurs de l'état maladif.
En effet , cette remarque peut éclairer
la théorie et fournir à la pratique des
analogies aussi nombreuses que certaines.
Elle éclaire la théorie ; 1.º en prouvant
l'insuffisance des forces médicatrices, dans
la curation spontanée d'une maladie confirmée, dont ces forces n'ont pu retarder
le développement ; 2.º en suscitant l'idée
d'une salutaire activité. Elle fournit des
analogies, en ce que l'effet commun d'une
seule méthode sur les maladies peu analogues par les symptômes, est le point de
départ le plus assuré, pour la détermination
de la nature identique de deux maladies
comparées. En philosophie médicale, on

ne peut nier l'exactitude des principes, ou l'imperfection des préceptes, quand les résultats naturels ou factices des traitemens, les démentent ou les confirment.

XLVII. Tels sont les élémens qui, par leur réunion, composent le fait ou la fonction pathologique : ces élémens sont les seuls qu'une analyse d'action peut y découvrir ; il n'y en a effectivement point d'autres, puisqu'ils comprennent, dans leur ensemble, les circonstances constitutives de temps, de lieu, d'objet et de résultat.

XLVIII. Lions étroitement ces détails aux principes ; recherchons les relations qui unissent entre eux les divers élémens des maladies ; examinons quels rapports existent entre les phénomènes morbifiques, les causes prédisposantes qui permettent le développement de ces phénomènes, les causes matérielles qui les produisent, et les effets naturels ou artificiels qui les accompagnent.

XLIX. Les phénomènes gastriques, circulatoires, respiratoires ou nerveux sont d'autant moins graves et dangereux, que les propriétés vitales de l'estomac, du cœur, du poumon, du cerveau sont plus ou moins excitables ou affectibles. Cette expression d'un fait universellement reconnu me dispense de soutenir la formule générale par des faits particuliers. La rapidité plus ou moins grande, observée dans la succession des phénomènes morbifiques, résulte autant des propriétés vitales suscitées directement par l'influx actuel d'une cause matérielle, que de l'habitude d'un enchaînement rapide dans l'état sain. Elle peut être également influencée par un vice de proportion entre les forces agissantes et les forces virtuelles de nos systèmes organiques. Cette conjecture, identifiant les phénomènes pathologiques avec les phénomènes physiologiques, favorise l'idée de la vie considérée comme une grande fonction ; et satisfait beaucoup mieux l'esprit qu'une série indéfinie de sympathies, sous lesquelles la raison humaine déguise souvent son imperfection ou la pénurie de ses ressources.

L. Les phénomènes morbifiques et les prédispositions sont en rapport réciproque. L'âge et le sexe disposent à des maladies particulières ; le tempérament et les idiosyncrasies impriment un caractère spécial sur nos affections individuelles. Plus le tempérament sera vigoureux et robuste, suivant sa détermination particulière, plus les phénomènes, propres à certaines maladies, seront fortement prononcés : moins le tem-

pérament sera énergique et prononcé,
moins les maladies relatives seront aggravées par lui. Les phénomènes sont donc
en rapport avec les causes individuelles; je
m'explique : un tempérament pituiteux coïncidant avec une constitution météorologique
humide et débilitante, concourront à produire une maladie individuelle, à laquelle
résistera un tempérament nerveux et énergique; par la même raison, une constitution
météorologique fortifiante et énergique produira une affection phlogistique ou bilioso-
inflammatoire sur des individus robustes;
tandis qu'elle n'affectera point un individu
valétudinaire ou délicat. On peut sous-
multiplier ces rapports à l'infini, en calcu-
lant les rapports inverses des tempéramens
et des causes matérielles : c'est-à-dire, que
plus les dispositions individuelles atoniques
seront prononcées, moins les causes toniques produiront d'affections inflammatoires
ou par excès d'énergie vitale; moins les
dispositions atoniques seront prononcées,
plus les maladies sthéniques se développent.
Dans le cours de cet écrit, je donnerai une
explication précise des idées de Barthez sur
le rapport des forces radicales avec les
forces agissantes.

LI. Les modifications que les causes indi-

viduelles impriment sur les causes matérielles, sont confirmées, d'ailleurs, par de
bons observateurs : et je suis satisfait de
trouver, dans des auteurs d'un vrai mérite,
des preuves de faits, en faveur d'une théorie
de rapports que je crois m'appartenir. J'ai
lu, dans les mémoires de M. de Villars,
que les effluves marécageux produisent,
dans le nord, le goître, le crétinage et le
scorbut; tandis qu'ils produisent, dans les
contrées méridionales, la fièvre jaune,
le mal de Siam et la fièvre pestilentielle.
Ne peut-on pas faire pressentir, par anticipation, que les symptômes majeurs d'une
maladie sont impropres à produire d'utiles
analogies, quand on n'assigne pas les rapports de ces faits immédiats avec les
causes matérielles ? Les autorités seroient
nombreuses, s'il falloit prouver ces co-
influences des causes : Bruning, dans la
préface de l'histoire des constitutions épidémiques, De Haën, dans son *Ratio
medendi*, ont contesté les influences respectives qu'exercent, les unes sur les autres,
les causes communes ou particulières. La
disposition à la putridité est quelquefois
combattue avantageusement par des circonstances individuelles, suivant Selle; quoique
Hoffmann prétende que le miasme exan-

thémateux tend toujours, par sa nature, à la putridité à laquelle l'état individuel excite peu : les observations de Samoilowitz constatent que le lieu, l'air et la constitution modifient le miasme pestilentiel ; Mertens même constate cette assertion.

LII. Les résultats naturels ou artificiels des affections morbifiques ont des rapports certains avec les divers élémens que j'ai déjà examinés : cette proposition résulte de l'effet dangereux ou salutaire de cette administration médicamenteuse, ou du résultat avantageux ou nuisible de telle prédominance organique, dans des circonstances particulières, quoique, d'ailleurs, peu analogues par les apparences sensibles.

LIII. Les co-rapports, que je viens d'énumérer, s'augmenteront ou deviendront beaucoup plus manifestes, quand je chercherai les analogies, dans l'examen particulier de chacun des élémens de la maladie, c'est-à-dire, dans les circonstances d'invasion, de succession, de formes, d'influences de causes, d'effets, etc. etc.

LIV. Tout se lie donc dans l'ensemble d'une maladie, étudiée depuis son invasion jusqu'à son terme. Les diverses parties qui la composent sont dans des dépendances naturelles. Et l'on ne peut arriver à une notion complète d'une maladie que par une combinaison ou une association naturelle des idées immédiates avec les idées par réminiscence, et les idées inductives. Cette combinaison précise la lenteur avec laquelle je procède : elle rend raison des sortes de répétitions de principes, auxquelles je me livre ; elle indique jusqu'à quel point une scrupuleuse circonspection doit accompagner nos recherches. Elle indique combien peu on approuveroit l'ordre et l'enchaînement de mes idées, si l'on se bornoit à les concevoir imparfaitement ou d'une manière incomplète.

L'analogie d'une maladie avec une autre doit être recherchée dans l'ensemble des élémens qui la composent. Pour mettre cette opinion hors de doute, interrogeons des faits : leur réponse n'aura rien d'équivoque ; et, si mes aperçus sont bien clairs, il sera facile de les rattacher à l'esprit du problème, sans recourir à des associations intermédiaires.

LV. Prouvons, en thèse générale, que les apparences analogues des faits, n'apportent aucune lucidité dans l'intime nature de ce fait : deux phénomènes pris dans la physiologie et dans la pathologie, suffiront à mon objet. Si je meus un membre

sous l'influence de ma volonté, les yeux
d'un homme qui m'observe, n'aperçoivent
que du mouvement : si ce membre se meut
sous l'action d'un stimulus, l'observateur
voit encore du mouvement, et ne distingue
pas autre chose : si un influx cérébral inso-
lite active la mobilité de ce même membre,
l'observateur voit également du mouvement,
sans découvrir la cause qui le fait naître.
Dans chacune de ces trois circonstances,
le fait immédiatement perceptible est d'une
analogie absolue avec les deux faits correspondans ; mais s'ensuit-il de là qu'il y ait
analogie dans le fait ; lorsque réellement il
y a contraste et opposition dans les causes ?
Quel est le physiologiste qui, bornant sa
dialectique aux faits actuellement perceptibles, osera expliquer, par une seule idée,
trois faits de nature opposée ? Les sensations
immédiates assureront l'affirmative des analogies ; les sensations inductives démen-
tiront cette affirmative ; et l'évidence de
sentiment constatera la justesse de cette
dénégation, ou de cette négative absolue.

LVI. Transférons ce fait dans le domaine
de la maladie. Si, par suite d'une circonstance extérieure, une passion triste s'em-
pare de mon cœur et captive mon esprit,
l'estomac éprouvera une réaction telle,

qu'une anorexie complète exprimera l'atteinte de cet organe : si des vents se développent spontanément dans le bas-ventre, et séjournent quelque-temps dans cette cavité, j'aurai également une anorexie : si une humeur, lentement répercutée, se porte sur le tube intestinal ou sur l'estomac, il en procédera encore une anorexie relative. Dans chacun de ces trois cas, le phénomène pathologique sera immédiatement sensible et absolument analogue ; mais le fait ne le sera pas : mais la nature de ce fait se cachera à l'observateur et aux sensations immédiates. Car, quel rapport y a-t-il entre des vents qu'il faut chasser par des toniques appropriés, une passion morale qu'il faut presque neutraliser par des influenses rationnelles, et une humeur répercutée qu'il faut rappeler à son siége par de bons révulsifs et par un traitement propre à ce cas ? Pour acquérir une idée satisfaisante des symptômes précités et des faits qui les expliquent, il faut consulter les bons écrivains en médecine-pratique ; et notamment les histoires de maladies tracées par Stoll, Werlof, Quarin, à l'Ecole de Vienne ; et par M. Baumes, ancien professeur de l'Université de Montpellier, premier instituteur de clinique dans cette ville. L'Année médi-

ment opposées par leurs phénomènes : c'est que Selle ne voit que des formes, où tant d'autres voient des maladies essentielles ; mais une forme de maladie n'est pas une sympathie morbifique. Je donnerai à ce point de doctrine une exposition bien lucide.

LIX. Les symptômes, qui annoncent une lésion dans les organes ou dans les fluides de la circulation sanguine, se réduisent, suivant les vues que le modeste Schwilgné a consignées dans ses savantes recherches, à ceux de l'état du pouls, de la chaleur, de la coloration et de la fièvre. Or, ces symptômes, observés dans une maladie, ne peuvent fournir une notion exacte de cette maladie, puisqu'ils se montrent dans des maladies de nature contraire. En effet, en discernant, à travers les explications ingénieuses ou subtiles de Solano, de Bordeu, de Fouquet, ce qui appartient à la vérité, et ce qui semble appartenir aux fausses lueurs d'une imagination prévenue ; on trouve bien facilement que dans les maladies les plus différentes, telles que les affections sanguines et les affections gastriques, les affections malignes ou putrides et les affections inflammatoires, le pouls offre, dans son rithme actuel, dans ses développemens, dans ses vicissitudes, les analogies immédiates les plus sensibles. La chaleur est souvent un principe de fausse analogie, et pour prouver même que les signes les plus caractéristiques, sont en contradiction suivant les lieux où on les observe, et suivant qu'ils sont généraux ou parties; ne puis-je pas rappeler le rhumatisme aigu, qui, essentiellement inflammatoire, présente néanmoins au tact la chaleur acre, qui caractérise les fièvres putrides? Baillou, Selle, Quarin, Barthez, Cullen prouvent ce fait. N'a-t-on pas mis en principe qu'un des caractères du pouls des affections malignes ou putrides le plus pormptement mortelles, est de présenter des anomalies, des vicissitudes qui en imposent? Ne peut-on pas rappeler des faits de pratique, où l'on voyoit une congestion sanguine locale, accompagnée d'un pouls énergique, dur, élevé, et presque indicateur de la plus grande régularité dans les fonctions circulatoires?

LX. Les raisonnemens viennent à l'appui des faits : si les forces motrices du système artériel sont actuellement départies en quantité commune à toutes les parties du système; si les stases sanguines, les congestions les plus considérables, ne peuvent pas enlever à la circulation une certaine quantité de sang, sans que l'organe, où se fait la congestion, ne tombe dans une inaction analogue à ce que les Browniens appellent foiblesse indirecte, doit-on, dans ce cas, considérer l'état du pouls comme un indice de la congestion, ou comme l'expression de l'inactivité ou de l'atonie actuelle de l'organe où se fait la congestion? J'adhère à cette dernière conjecture : elle explique comment dans certaines conges- tions sanguines pulmonaires ou cérébrales, le pouls conserve sa plénitude et son rithme ordinaire. Étayons ce raisonnement par de nouveaux faits relatifs à l'état du pouls : raisonnons par les contraires ; le pouls est quelquefois opprimé, et cependant le sang surabonde ; il faut, dans ce cas, recourir à la saignée, quoique l'analogie semble la proscrire. Le pouls se déploie, les forces se raniment, après une évacuation suffi- sante : on peut, sur ce point seul, con- sulter Huxham et Strack.

LXI. Les phénomènes de la chaleur, dont j'ai parlé par anticipation, considérée dans son plus grand développement, dans ses alternatives, dans son intensité, ne sont pas propres à conduire à une détermina- tion analogique, puisque ces phénomènes sont trop généraux : ils appartiennent à

toutes les diathèses : De Haën, dans son
ratio medendi, retrace des fièvres de divers
caractères, sans chaleur sensible ; Werlhof
et Sarcone ont observé ce phénomène ,
sur-tout dans quelques affections nerveuses,
précédées de fièvres et, conséquemment,
propres au système vasculaire. L'état inflammatoire qui s'accompagne fréquemment
d'une augmentation de chaleur , appartient
à la diathèse nerveuse, bilieuse , putride
et inflammatoire ; comme on peut le voir
dans Van-Swieten, et dans tous les observateurs. Ce seroit , au reste, une erreur
que d'associer l'augmentation de la chaleur
avec l'inflammation, puisque De Haën cite
l'exemple d'un homme , qui n'avoit eu
aucune marque d'inflammation , et chez
lequel on trouva pourtant, après sa mort ,
les marques indubitables d'une phlegmasie
gastrique.

LXII. Si l'état du pouls et de la chaleur ,
considéré d'une manière absolue, ne peut
fournir aucune donnée précise pour la détermination d'une maladie , puisque cet
état est influencé par des dispositions individuelles ; les phénomènes de la coloration
ne sont pas d'une plus grande utilité , car
ces deux faits s'accompagnent et se succé-
dent. En consultant la séméiotique de

Paulian, et le diagnostic de Dreyssing, on se convaincra facilement que la coloration générale ou particulière du système der-moïde, est un fait général et commun aux maladies les moins analogues.

LXII. La fièvre elle-même est une forme de maladie, qui peut accompagner les diathèses les plus contraires. Elle est, il est vrai, une affection vasculaire : mais elle n'est directe que dans quelques circonstances de fièvres continentes ; or, quel caractère peut-elle assigner à la détermination d'une maladie nouvelle inconnue, puisqu'elle est, par son intensité, par ses retours et par ses vicissitudes , l'apanage de presque toutes nos maladies ? La fièvre est donc dans bien des cas un accident particulier au système vasculaire, comme le spasme est un accident particulier à l'affection nerveuse , comme les anorexies sont des accidens particuliers aux systèmes gastriques ou abdominaux , etc. , etc. Or, donc , ces accidens ou ces formes, qui les accompagnent, n'ont pas un rapport bien appréciable avec la nature de la maladie, quand on considère les phénomènes d'une manière absolue , et sans égard aux autres élémens de la maladie. On peut en dire autant des symptômes respiratoires, etc. , etc.

LXIV. L'anorexie, les nausées, l'enduit des dents, de la bouche, de la langue, les lassitudes spontanées, tous les signes de saburre supérieure ou inférieure, n'ont pas un caractère absolu de gastricité : ils n'indiquent point, par leur existance même simultanée, que la cause matérielle du mal réside dans quelques parties du tube intestinal; puisque ces signes accompagnent les fièvres continues inflammatoires ou putrides, dont la théorie place le principe dans les secondes voies; et les fièvres à paroxysmes, dont le siége paroit être dans quelque partie du tube intestinal; aussi bien que dans quelque altération du système nerveux : je dis que ces signes accompagnent les fièvres inflammatoires, et je donne ce nom aux fièvres guéries par les antiphlogistiques. Les nausées ou vomiturritions accompagnent l'action de plusieurs causes placées dans le cerveau, dans le poumon; dans le foie. On se convaincra de ce fait, en lisant les œuvres de Glisson, de Bianchi, de Saunders, où le traité des sympathies de Rega. Au reste, les autorités, qu'on pourroit citer en grand nombre, ne constateroient qu'un fait général; « que les nausées accompagnent présque toutes les maladies, dont le siége premier, et conséquemment la cause matérielle se

trouve bien-loin des organes gastriques.
Choppart et Desault, Astruc, Freind et
Chambon, suffiroient pour donner à mes
détails le degré de solidité que les faits
doivent leur prêter ».

Ces relations, qui réfléchissent sur l'estomac la plupart des lésions des autres
organes, résulteroient-elles d'un mécanisme
en sens inverse de la synergie de fonctions, admise par Barthez ? Je ne le crois
pas, parce que je n'ai jamais pu bien concevoir cette synergie elle-même.

LXV. L'enduit blanchâtre, qui, non-
obstant la théorie ingénieuse du docteur
Hernandez, doit annoncer ordinairement
un état saburral et gastrique, appartient
également à la fièvre inflammatoire et aux
fièvres nerveuses ; comme on peut s'en
convaincre dans la pyrétologie de Selle.
Vogel et Sauvages ont considéré souvent cet
enduit, et l'anorexie ou la voracité, comme
un symptôme de phthisie mésentérique. Les
lassitudes spontanées appartiennent, par leur
siége et par leur nature, à la classe des
affections nerveuses, puisqu'il y a douleur
et difficulté de locomotion.

LXVI. Les lésions de la respiration, considérées d'une manière applicable au cas
d'une diathèse inconnue, incertaine, ou

douteuse, se réduisent au mode de respiration, à la toux et aux matières expectorées.

Une respiration plus ou moins profonde
ou gênée, lente ou précipitée, appartient
autant à la diathèse gastrique qu'à la diathèse nerveuse ou circulatoire : c'est-à-dire,
à celle dont la cause peut être présumée
dans le tube alimentaire, dans le système
nerveux, ou dans l'appareil circulatoire.
Cette proposition entraîneroit avec elle une
entière conviction, s'il falloit consulter tous
les codes de médecine-pratique.

La toux, exprimant une altération dans
les forces vitales de l'appareil pulmonaire,
accompagne le spasme ou la convulsion de
ce système ; elle se lie avec une plus grande
sécrétion du fluide muqueux ; elle coïncide
avec le travail inflammatoire de l'appareil
thorachique ; d'où je conclus que la toux
appartenant aux diathèses les plus opposées,
ou accompagnant toutes les formes morbifiques, ce symptôme ne peut fournir des
données utiles à la détermination d'une
maladie qui opère par les crachats une crise
plus ou moins salutaire. Dans ces deux
derniers cas, les matières expectorées fournissent, il est vrai, des indices assez certains ; mais ces indices n'ont aucune liaison
avec le problème qui nous occupe : car il

s'agit, ici, de maladies populaires ou de diathèse inconnue, et non de lésions organiques ou de maladies virulentes. On pourroit même, à l'égard de ces deux derniers cas, citer des faits afférans à notre solution. Muzel, cité par Selle, De Haën, Fred. Hoffmann, attestent que les crachats sont quelquefois purulens, sans qu'il y ait aucune ulcération au poumon. Lieutaud certifie que les poumons peuvent être ulcérés, sans qu'il y ait ni toux ni crachats. Pour ajouter à l'importance de ces faits, je puis placer, ici, une remarque de M. Draparnaud explicative d'une pensée de Bacon : cette remarque met en évidence que, dans l'étude des faits, des circonstances qui s'écartent des règles ordinaires, peuvent jeter le plus grand jour sur des phénomènes mal expliqués. Mes recherches se bornent, donc, aux crachats observés sous une diathèse générale. Or, les crachats sanguinolens appartiennent autant à la diathèse inflammatoire, qu'à la diathèse bilieuse ou pituiteuse ; car, ils ont été fréquemment observés dans la diathèse pituiteuse, qui dominoit dans l'épidémie décrite par *Stoll*, puisque ce célèbre praticien recommandoit alors de ne pas s'en laisser imposer par les crachats et par la

coloration des joues. Ces crachats appartiennent également à la diathèse phlogistique. Mais il ne peut pas se faire dans le
poumon un travail énergique, sans que les
glandes bronchiques ou pituitaires ne soient
vivement irritées ; dès lors, il doit y avoir
dans les crachats un mélange de sang et
de mucosités. Or, encore, comme dans
l'état de spasme pulmonaire, il se passe des
altérations laborieuses, il est bien naturel
que l'état nerveux de cet organe produise
une altération de vaisseaux, et que cet état
soit accompagné de crachats sanguinolens
ou muqueux. En réunissant ces faits, je
puis réitérer la conclusion des paragraphes
antérieurs.

LXVIII. Si je ne me trompe, les symptômes nerveux se réduisent à la douleur,
au spasme et aux convulsions, pour les
nerfs cérébraux ; à l'augmentation ou à la
diminution de certaines sécrétions, pour les
nerfs de la vie intérieure et organique, d'après
quelques nouveaux auteurs, ou végétative,
d'après le célèbre physiologiste et le sage
philosophe Gall. Or, la céphalalgie ou douleur cérébrale, la tension des hypocondres,
les lassitudes, appartiennent, sinon, à toutes
les maladies générales sans exclusion, du
moins, au plus grand nombre d'entr'elles.

Elles se montrent dans tous les lieux, chez tous les individus, à tous les âges, et sous tous les tempéramens.

LXIX. Le spasme est encore le résultat, l'effet ou l'expression des maladies les plus opposées : il coïncide avec les maladies les moins analogues ; puisque, conformément à la théorie des anciens, renouvelée par M. Tourtelle, il y a de spasmes par laxité et par stricture, ou un spasme tonique et un spasme atonique. Cette considération, et celles que j'ai tracées antérieurement sur l'incertitude des symptômes, relativement aux déterminations des maladies, me paroissent réduire les prétentions de l'école de Brown, qui détermine les diathèses d'après quelques symptômes caractéristiques. En effet, la doctrine du spasme de ce disciple de Thémison, se trouve radicalement subvertie par l'admission de deux sortes de spasmes. On pourroit, peut-être, en dire autant de quelques opinions de Clerc, auteur de l'histoire naturelle de l'homme malade. Mes observations sur le spasme s'appliquent naturellement aux convulsions. Il seroit donc inutile, ou superflu d'ajouter à mes réflexions principales, des déterminations accessoires dépourvues d'utilité. On sait que le délire accompagne les formes les moins analogues.

LXX. Certaines sécrétions augmentent ou diminuent, suivant la période fébrile que parcout une maladie : or, ces périodes appartenant plus ou moins à chaque diathèse, il seroit déplacé de constater par des observations, que cette altération sécrétoire peut appartenir à toutes les formes.

LXXI. Nous avons considéré les phénomènes des diathèses douteuses, dans les humeurs ou dans les solides. Il eut été facile de multiplier les examens, en passant en revue chaque humeur distincte, ou chaque appareil organique; mais, cet examen long et difficile a pu être omis par deux motifs: le premier, parce qu'en examinant les altérations particulières, nous serions sortis hors des diathèses inconnues ou douteuses, dans lesquelles il falloit raisonner conformément à l'esprit du problème : le second, parce que les conséquences déduites de ces faits particuliers n'auroient pas répandu une grande lumière sur ce même problème.

LXXII. Nous avons indiqué les élémens de l'état pathologique, dans lesquels il ne falloit point chercher les analogies propres à la détermination des maladies épidémiques: nous avons prouvé que l'examen absolu des symptômes étoit illusoire : il seroit, peut-être, possible de prouver que les caractères les plus évidens sont quelquefois récusables, quand on ne les considère pas d'une manière relative. J'ai dit expressément , *examen absolu des phénomènes* , car il seroit absurde de prétendre que les symptômes ne soient pas les élémens prémices, d'où il faille partir pour rechercher les analogies.

Les éruptions miliaires appartiennent aussi fréquemment aux affections des premières voies qu'à celles des secondes : il faut, pour se convaincre du fait, consulter Selle et Werlhof. Les aphtes qui semblent être un des caractères des fièvres pituiteuses, s'observent quelquefois, dans les fièvres inflammatoires, au rapport de Sauvages et de Vogel : ce qui a engagé Grant à penser que ces éruptions ont beaucoup d'analogie avec la dysenterie inflammatoire. De Haen et Strack, assurent que les pétéchies se montrent quelquefois sans qu'il y ait putridité ; mais bien dans le génie inflammatoire. Sarcone paroît insinuer que les pétéchies sont quelquefois critiques à la suite d'une affection phlogistique. Home et Sydenham ont observé le sang pleurétique dans une fièvre nerveuse, et dans une affection goutteuse. Selle rapporte avoir vu des fièvres varioleuses putrides, dans lesquelles les forces se soutenoient en bon état. La langue, de l'aveu de Sarcone, peut être noire dans les affections les plus dissemblables. Le délire accompagne toutes les formes bien prononcées. La couënne inflammatoire se retrouve dans toutes les diathèses, suivant des dispositions individuelles étrangères à la diathèse supposée.

LXXIII. En examinant d'une manière isolée, les symptômes des maladies, j'ai prouvé que les phénomènes immédiatement perceptibles ne fournissent à notre entendement aucun terme de rapport, propre à déterminer une maladie par induction, à l'aide de quelques analogies : il faut donc chercher une autre voie que celle de l'exploration absolue des symptômes ou celle des sensations immédiates. Il faut pour cela, donner des règles à la théorie des abstractions.

LXXIV. La manière d'abstraire les phénomènes est le fruit, sans doute, d'une métaphysique éclairée ; puisque la méthode des abstractions éclaire bien des doutes, et qu'elle montre le sentier des erreurs, ou la voie des bonnes découvertes. Mais, par quelle singulière imperfection de l'esprit humain, cette méthode de découvertes et de vérités, est-elle devenue, dans notre siècle, une source funeste des plus déplo-

rables erreurs et des plus séduisantes illu-
sions? Comment se peut-il que les abstractions soient le grand moyen didactique d'une
doctrine, qui fonde la nature et la détermination d'une maladie sur l'aperçu absolu
des symptômes? Par quel renversement
d'idées, par quel étonnant bouleversement
opéré entre les propriétés et les fonctions
rationnelles, a-t-on cru dicter des lois au
monde médical ; s'ériger en juge souverain
des opinions de tous les siècles ; avilir des
réputations cimentées par l'estime de tous
les âges ; en subvertissant les véritables
attributions des méthodes philosophiques?
Ces rigoureuses questions paroîtront énergiques et pressantes : ce qui me permet
de les faire, ce qui m'autorise à me les
proposer, c'est que je puis démontrer
jusqu'à l'évidence, qu'on n'a point entendu
le sens des abstractions; ou qu'on les a
envisagés d'une manière superficielle, arbitraire, et tout-à-fait illusoire.

LXXV. Une abstraction est une opération mentale qui a un but différent suivant
l'objet auquel elle s'applique. Dans la science
des idées, elle consiste à regarder séparé-
ment une propriété rationnelle, et à énumérer la série des fonctions qui en dépendent; ou à étudier une fonction distraite,

et à la rattacher à une propriété : mais dans la science des faits, elle consiste à séparer les divers élémens de ces faits, et à les considérer les uns après les autres, pour reconnoître leur dépendance respective, leurs influences réciproques, et leur fonction dans l'ensemble de l'acte pathologique. Voilà, sous quel rapport l'abstraction qui suit l'analyse, accompagne l'analogie et précède l'induction. Or, abstraire n'est point isoler ; c'est tirer d'un fait entier, une partie constituante, qu'on doit y replacer ensuite. Quel avantage y auroit-il, par exemple, à abstraire d'une maladie, les phénomènes nerveux, qui appartiennent directement ou sympathiquement à toutes les maladies; et à fonder, sur cette abstraction, une détermination qui peut bien résider dans les signes ou dans des élémens non abstraits? Quel avantage y auroit-il à abstraire d'une maladie tous les phénomènes gastriques, et à fonder, sur cette abstraction, une thérapeutique que les faits ultérieurs viendroient détruire? Ce seroit s'exposer à bâtir sur le sable ; et raisonner sur des mots peut-être sans idées et sans représentations; car des symptômes ne sont pas constamment des indicans certains. Quand, dans l'étude d'une fonction, on fait une série d'abstraction ; ce n'est pas, à coup sûr, pour faire ces divisions infructueuses, et souvent propres à égarer notre jugement : c'est pour examiner la valeur de chaque division, dans une détermination exacte, et pour fonder, sur les résultats particuliers, la notion complexe et juste de la fonction entière, en notant l'ordre, suivant lequel les phénomènes abstraits se sont succédés. Il seroit difficile, je l'avoue, d'exposer en quoi les abstractions diffèrent de l'analyse ; si l'on entend que l'analyse se compose d'une suite d'abstractions successives. Mais pour qu'il y ait succession dans les abstractions, il faut qu'il y ait succession dans les symptômes abstraits. Dès-lors, l'ordre des abstractions étant conforme à celui des faits, nous pourrions remonter, pas à pas, jusqu'au premier siége de la maladie, et peut-être à la découverte des causes qui l'ont produite. Les abstractions qui ne sont pas conformes à l'ordre des temps, sont tout-à-fait inutiles. Or, l'analyse appliquée aux fonctions, ne s'exerçant pas seulement sur les phénomènes actuels qui ne constituent qu'un des élémens pathologiques ; on peut conclure que les abstractions appliquées exclusivement aux symptômes, sont illusoires, imparfaites, et je dois le dire, presque pué-

riles. Au reste , lorsque dans une maladie
compliquée , on fait des abstractions , on
reconnoît, il est vrai, la coexistance de plusieurs symptômes distincts sur un corps malade; mais leur simultanéité sur ce corps n'est
pas détruite; mais la valeur réelle de chaque
classe de symptôme n'est pas connue , si
l'on ne peut remonter de ces symptômes
aux causes matérielles qui les ont produits ,
aux causes internes qui les ont favorisés.
Les abstractions ne sont donc alors qu'un jeu
d'imagination , un prestige philosophique.

LXXVI. M. Dégérando , penseur habile,
a prétendu que les anciens étoient riches de
leurs conceptions , et que nous le sommes
de nos méthodes. Cette proposition , vraie
quant à la science d'Archimède et d'Euclide,
douteuse pour celles que Destutt Tracy et
Cabanis ont réduites en principes , me
paroît fausse pour la science d'Hippocrate.
A-t-on réellement appliqué à la physiologie
et à la pathologie l'analyse qui convient à
chacune de ces sciences? Non , car l'action
physiologique et le fait pathologique sont
moins connus des disciples de nos médecins
philosophes , que des disciples zélés de notre
belle antiquité. Je dirai ici, avec Rousseau,
que les méthodes qui ne font pas connoître
l'objet auquel elles s'appliquent , ne valent

pas mieux que la médecine qui ne guérit pas les maladies curables.

LXXVII. Nous avons mis en principe que l'analogie dans les symptômes n'en indiquant point une dans la nature de deux maladies comparées, il falloit chercher, dans les autres élémens de la maladie, des points de rapprochement utiles à la question. Ces élémens sont l'invasion de la maladie, l'ordre de succession dans les formes morbifiques, ordre résultant des rapports des causes, les résultats naturels ou artificiels observés dans l'ensemble de l'intervalle maladif. Tels sont les élémens dont l'existence est constatée par l'ordre des temps, par la nature de l'organisme, par l'influence des causes et par les vicissitudes morbifiques. On ne peut nier que cette décomposition ne soit conforme à la liaison des idées : on se convaincra qu'elle est aussi utile que vraie.

LXXVIII. Une classe de médecins savans et de grands écrivains a cru que la nature n'a qu'une seule et même force, modifiée par la constitution actuelle des corps étudiés. Cuvier qui, par sa profonde perspicacité, est à l'histoire naturelle ce que Berthollet est à la chimie, par sa profonde métaphysique, et ce que Baumes est à la médecine, par son prodigieux savoir et son grand jugement; ces écrivains éloquens ont adopté cette belle doctrine, de laquelle ils ont déduit les règles les plus sûres, et les plus satisfaisantes pour notre raison.

L'organisation actuelle des corps me paroît donc devoir être rangée au nombre des causes qui, faisant varier leur constitution, modifient, par là même, les phénomènes ordinaires de la nature observée dans l'homme. A l'organisation ou constitution actuelle du corps de l'homme, on peut rattacher toutes les circonstances modifiantes de l'âge, du sexe, du climat et de l'état moral. Eh! puisque ces circonstances physiques modifient le corps humain, peut-il renfermer, outre l'âme, un principe abstrait de conservation? Or on ne doit point changer cette modification des faits en différence de nature ou d'essence des corps, ou déduire une nature spéciale d'une modification accidentelle dépendante de l'organisme.

LXXIX. Ce qui prouve que c'est par l'oubli de ce précepte, ou par une violence faite aux principes de la bonne philosophie, que l'on a supposé, dans le corps, des principes occultes, abstraits ou immatériels; c'est que les effets les plus

importans de l'économie vivante, les résultats les plus évidens de l'état pathologique,
repoussent l'idée d'un principe conservateur
auquel on a attribué des fonctions spéciales.
On peut attaquer par un dilemme pressant
la supposition d'une cause qui dénature,
dans les corps vivans, les phénomènes de
la physique ordinaire. Cette cause , ce
principe est un objet abstrait ou matériel;
s'il est matériel, il doit suivre, dans ses
effets, l'ordre, la succession des phénomènes physiques ; s'il est abstrait , il ne
peut susciter des phénomènes immédiatement perceptibles : or, on prête à ce principe des affections , des attributs , des
mouvemens physiques : donc il n'est autre
chose qu'un résultat d'organisation ou l'organisme même. Ceux qui prendroient cette
réfutation pour une digression inutile ,
n'auroient pas saisi la méthode ou la marche
de mon mémoire.

LXXX. En effet , les phénomènes des
corps vivans sont primordialement d'une
nature analogue à celle des corps inertes :
cette vérité est le résultat d'une longue
suite de faits qui ont donné à Cuvier cette
conséquence : » on auroit donc tort de conclure que les phénomènes du corps vivant
sont d'un autre ordre que ceux qui résultent

des lois générales de la nature ». Appliquant
cette conséquence à la question, nous établissons que l'état de l'atmosphère, les
saisons, les époques médicales annuelles
ou diurnes, ont des rapports naturels avec
l'état morbifique. Tous ceux qui, parmi
les disciples d'Hippocrate, n'embrassent pas
sans restriction la théorie imparfaite des
forces médicatrices, donnent des faits propres à sanctionner mon opinion. Il doit me
suffire d'exposer quelques exemples frappans ou de citer quelques autorités imposantes. M. Twoffenn, auteur d'un excellent
voyage en Espagne, assure que le vent
d'Est amène sur Barcelonne des brouillards
qui paroissent suspendus sur cette ville,
et qui attendent qu'une bise les atterrisse :
tant que ces brouillards dominent sur la
ville, les habitans contractent une telle
irascibilité, que les meilleurs amis sont
obligés d'employer, dans leurs relations,
les plus grands égards réciproques. Les brouillards étant ensuite dissipés, les habitans du
lieu, et sur-tout les étrangers plus profondément affectés par cette cause, reprennent
une humeur charmante. Quand des causes
physiques manifestes, altèrent à ce point
les phénomènes organiques, on ne peut
nier les rapports des effets avec les causes :

or, ces rapports existans, ils peuvent étre
déduits.

LXXXI. Les recherches lumineuses et
savantes, la métaphysique claire et précise
du docteur Murat, concourent, avec les
raisonnemens éloquens de M. de la Prade,
à démontrer, avec la plus grande justesse,
que la nuit a une influence marquée sur la
plupart des maladies, et notamment sur
quelques maladies particulières. En géné-
ralisant les idées de ces deux auteurs qui
promettent à notre science d'importans ser-
vices, nous formons ce principe : » la nuit
ou la diminution actuelle du calorique, et
l'absence d'un excitant naturel agit sur la
constitution asthénique ou affoiblie, dans le
rapport de l'effet à la cause ». L'on peut,
je crois, tirer de ce principe, cette conséquence directe : les phénomènes, qui, dans
le corps vivant, indiquent une diminution
d'énergie vitale, quand le calorique est en
moins dans l'atmosphère, indiquent une
cause débilitante : l'invasion de la plupart
des maladies justifie cette maxime. On voit
démonstrativement que l'examen absolu des
phénomènes est une erreur, et que, pour
trouver, dans les sensations immédiates,
un principe d'analogie et de détermination,
il faut que ces sensations soient expliquées

par des sensations antérieures ou inductives.

LXXXII. Ce que de la Prade et Murat ont montré relativement à l'influence d'un état atmosphérique privé d'une certaine quantité de calorique, prouve, par les contraires, quelle doit être l'influence d'une constitution atmosphérique où le calorique prédomine. L'histoire des opinions et des faits antérieurs aux travaux des deux auteurs précités, transforme ma conjecture en principe : la diminution ou l'augmentation du calorique contiennent la raison de toutes les vicissitudes météorologiques, et des phénomènes morbides qui leur correspondent.

LXXXIII. Si l'invasion première ou ultérieure d'une maladie résultante d'une diathèse incertaine ou douteuse, se lie avec la présence ou l'absence de tel ou tel excitant naturel, elle se rattache nécessairement avec une époque diurne : dès-lors en considérant un fait pathologique, sous le rapport de son étiologie, nous considérerons l'époque diurne d'une maladie, comme un de ses élémens constitutifs. On pourra tirer de cet aperçu une analogie d'autant plus positive, qu'elle dépendra de l'idée d'une cause, ou du calcul des sensations immédiates, et des sensations inductives ou mémoratives. J'énonce donc que ces faits se lieront à la notion de la cause : je dis plus ; ces faits seront l'expression de la cause même. D'après cela, l'heure à laquelle une maladie populaire ou anomale manifestera son invasion ou ses retours, fournira des données à la détermination de cette maladie, pourvu, toutefois, qu'on tire les inductions d'une certaine quantité de faits particuliers et observés sans prévention.

LXXXIV. Je pense que les formes de maladies générales sont multiples, en raison des divers appareils organiques, qui semblent avoir une fonction spéciale et distincte à remplir : elles sont donc subordonnées aux propriétés vitales de ces appareils : je pense encore que l'idée générale de maladie, considérée hors de toute lésion locale primitive, se borne à l'augmentation de l'énergie vitale, à la diminution de cette énergie, et à des alternatives frappantes d'exaltation d'oppression ou de diminution de cette énergie. A cette idée se rattachent, par explication du paragraphe LXIII sur la vitalité des fluides, toutes les altérations que ceux-ci peuvent subir. Les restrictions de ce paragraphe n'excluent pas absolument de l'histoire des épidémies, les lésions locales ; car on trouve dans la *Médecine de Londres*, que, pendant une épidémie observée dans les états de Hanovre, tous les individus périssoient avec une affection profonde à la rate : si l'auteur de cette histoire épidémique avoit transmis quelques observations sur cette maladie, nous pourrions prendre ces observations pour objet d'application de l'analogie aux cas douteux.

LXXXV. Conformément à mes principes sur l'essence et sur les formes des maladies, je n'attache pas rigoureusement la première époque de l'invasion d'une maladie, à l'apparition des symptômes fébriles ou circulatoires : j'étends cette idée aux formes nerveuses, gastriques et respiratoires ; car le système sanguin, le système respiratoire, le système nerveux ou le système gastrique peuvent recevoir individuellement une première influence morbifique ; et poursuivre des périodes de formes particulières, indépendantes des autres formes morbides. Une fièvre plus ou moins intense, des attaques nerveuses plus ou moins prolongées, une toux périodique et gênante, une gastralgie intermittente, n'indiquent pas des essences de maladies ; mais des formes variées, subordonnées aux causes productrices et aux causes prédisposantes. Ces principes découlent naturellement de l'efficacité d'une seule méthode contre ces formes variées : il y a donc des paroxysmes fébriles, nerveux, gastriques ou respiratoires. Cette doctrine émanée des faits, choque, il est vrai, quelques théories adoptées ; mais, quand on écrit sous la dictée de la nature, doit-on s'en laisser imposer par les opinions des hommes ; et les maximes des écrivains peuvent-elles atteindre les dogmes d'une observation régulière ?

LXXXVI. Voyons quels avantages nous pourrons retirer de l'ordre de succession des formes morbifiques, pour la détermination d'une maladie comparée ; recherchons si les causes matérielles exercent une première action, qui, absorbant une partie de son activité, nous autorise à déduire nos déterminations d'un premier aperçu. L'idée spécieuse ou presque vraie de l'auteur de la doctrine des associations, publiée, il y a soixante ans, par le savant Hartley, adoptée ultérieurement par Bordeu et commentée par Fouquet, semble confirmer, pour l'économie animale, la notion d'un tout compliqué, composé de parties concourantes. Cette idée a suscité ultérieurement la supposition des vies particulières, et des départemens de fonctions propres ; mais elle ne détruit pas l'idée de la correspondance des fonctions ; elle n'altère pas l'idée de la succession nécessaire des formes de maladie. Cette succession peut être diversement interprétée ; et nous exposerons ces différences, après avoir donné une dernière exposition de la doctrine des formes.

LXXXVII. 'Ce qui s'est opposé, sans doute, à ce que les auteurs d'un vrai mérite, aient considéré les formes, que j'ai énoncées, comme des apparences particulières d'une seule essence de maladie, c'est qu'ils ont imaginé que le trouble de la circulation paroît être un travail, par lequel la nature veut éliminer une cause morbifique: cet aperçu fondé sur des résultats, dans de nombreuses circonstances, n'attaque pas ma pensée. Je conçois bien clairement, et j'avoue de bonne foi, que l'on ne peut pas attacher, à l'idée d'une atteinte nerveuse, celle d'une élimination qu'on rattache facilement au trouble gastrique ou respiratoire, comme au mouvement fébrile. Mais je demande à mon tour si, quand la fièvre est allumée par la présence des vers, la nature veut expulser ces causes par quelques émonctoires, par des dépôts ou par de nouvelles sécrétions : je demande si le trouble de la respiration a pour but d'expulser par les poumons le tænia qui produit la pleurésie vermineuse ; je demande si les nausées, les vomituritions suscitées par un corps étranger placé dans quelques parties des extrémités, ont pour but de chasser une balle, une esquille osseuse, un lambeau de drap, par les selles ou par le vomissement. Ce n'est pas que je veuille attaquer les dogmes fondamentaux de la doctrine des humeurs; parce que cette disposition me jetteroit dans une contradiction absurde: mais j'établis que dans l'hypothèse où je raisonne, il faut étudier le mécanisme, et les causes physiques même en négligeant les causes finales.

LXXXVIII. On peut concevoir la succession des formes morbifiques sous plusieurs acceptions : ou comme l'effet d'un *consensus* dont les actes se dérobent à nos explications ; ou comme un résultat de l'habitude contractée par l'organisme, suivant l'ordre d'enchaînement que nous avons précédemment analysé ; ou enfin comme indice d'une cause qui porte des influences alternantes sur divers appareils : la seconde supposition n'exige pas une grande discussion, parce que les faits successifs dépendans de l'habitude n'ont pas une persistance dangereuse. La première et la troisième, qui se combinent, méritent toute notre attention ; d'une part, en ce que les affections sym-

pathiques peuvent conduire à la mort quand
elles se prolongent ; d'autre part, en ce que
le discernement des causes est le point important de la question. Le dérangement dans
les fonctions sera d'autant plus prononcé
que la lésion directe aura porté sur l'un ou
sur l'autre des quatre appareils ou systèmes
particuliers de fonctions, qui sont pré-in-
diqués : mais le point sur lequel il faudra
diriger la vue de l'esprit et l'emploi des
remèdes, sera sans doute celui où aura
commencé le premier anneau de la chaine
pathologique. La cause étant une par sa
nature, elle ne peut porter simultanément
sa première influence sur plusieurs points.
Voilà comment on peut discerner dans une
maladie ce qui est direct de ce qui est sympathique. Si l'on faisoit bien ce discernement, si l'on assignoit une méthode sévère
qui pût conduire à ces distinctions, que de
progrès ne feroient pas l'étude et le traitement des maladies curables ! Invoquons,
pour cet objet, la théorie et les faits.

LXXXIX. La cause matérielle d'une maladie est une par sa nature, ai-je dit, et
cette homogénéité se déduit de l'effet constant d'une méthode, connue sur les formes
multiples d'une essence de maladie, exprimée par des apparences diverses. Telle

est l'explication de cet axiome de physique générale ; *que l'effet est toujours de la nature de sa cause.* Ces principes de la saine physique, modifiés par la vitalité, ne changent pas le sens absolu de ma pensée. L'organisme est tel qu'une action exercée sur un point détruit ou étouffe une action analogue et simultanée, produite sur un autre point quelconque ; pourvu toutefois que la première influence soit plus forte, plus soutenue, et même plus relative à la nature des fonctions départies à ce premier point d'irritation. Ce précepte du grand Hippocrate, commenté dans tous les âges, et chez toutes les nations, avec plus ou moins de vérité, est devenu un de nos axiomes physiologico-pathologiques. Mais il me paroît étonnant qu'aucun grand praticien soit parti de ce principe, pour nous apprendre à discerner, dans le cours d'une maladie, si sa période de détente qui succède au premier temps d'une maladie aiguë, est un indice de coction, ou un signe de dégénéresence asthénique; circonstance très-importante pour sa guérison.

XC. Il est donc de la plus haute importance de distinguer, dans l'exploration d'une maladie, quel a été l'organe le premier affecté; mais il est également important de réunir

le plus gtand nombre de notions possible,
pour ne pas prendre une circonstance accidentelle et étrangère à la maladie, pour
l'annonce d'une lésion primitive, imprimée
sur un appareil plutôt que sur un autre.
L'effet d'une première influence pourra être
obscur; mais il n'en sera pas moins certain,
Zimmermann a dit, avec beaucoup de raison,
que le génie consiste à découvrir dans ces
faits inaperçus la nature de la maladie.

XCI. Les faits viennent à l'appui de ces
opinions : ils les justifient. Grimaud cite
l'exemple d'un homme en proie aux agita-
tions nerveuses les plus violentes et les
plus soutenues : on le traitoit par les antispasmodiques de toutes les classes, et le plus
savamment combinés : toutes ces ressources
étoient inutiles, tous les secours étoient
superflus : on se souvint que l'individu,
actuellement en proie aux douleurs, aux
convulsions et aux spasmes, avoit eu, le
premier jour de sa maladie, quelques nausées antérieures au développement de la
forme nerveuse; on donna un évacuant émé-
tique; le malade rendit des matières hétéro-
gènes, et, de suite, il se trouva parfaitement
débarrassé de ses attaques nerveuses : la maladie poursuivit les phases ordinaires. On
trouve dans les annales de Montpellier un fait

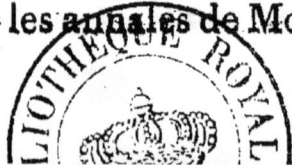

Z

analogue, quoique l'état nerveux s'exprimât par des crampes voisines d'un tétanos partiel.

Lieutaud, Portal, Morgagni, Baillie ont mis en principe que la cause des maladies se trouve bien souvent, loin des appareils qui sembloient directement affectés. Le fait que nous avons pris au hasard, dans Grimaud, a ses analogues dans tous les recueils de médecine pratique : et il est peu nécessaire de soutenir, par d'autres citations, ce principe indubitable: » que le premier phénomène d'une maladie peut servir à en indiquer le siége et la cause qui l'a produite » : Zimmermann a eu guéri, par des vomitifs, des crachemens de sang, qu'avoient précédés des symptômes manifestes de saburre gastrique : Selle affirme qu'on ne peut assurer l'existence d'une inflammation du cerveau, que lorsque les symptômes inflammatoires succèdent à une lésion ou à une commotion de la tête : Brocklesby observe que dans l'épidémie bilieuse observée à Berlin en 1772, à peine on observoit, dans l'origine, quelques signes de saburre ; cependant des émétiques guérissoient, comme par enchantement, les formes les plus tumultueuses et les plus variées. Tissot recommande que, lorsqu'il y a pléthore et gastricité, il faut

observer quels ont été les signes les premiers
aperçus , pour employer les évacuans ou
les antiphlogistiques. Van Swieten observe
que la bile pouvant se déposer sur le foie,
au voisinage du diaphragme, il faut distinguer si ce dépôt n'est pas antérieur à la
foiblesse, afin de ne pas prendre une affection bilieuse, pour une affection maligne.
Thibault a donné l'observation d'une affection spasmodique générale , précédée de
quelques prodrômes de gastricité , griève-
ment augmentée par les antispasmodiques,
guérie subitement par un vomitif qui fit
rendre quelques glaires tenaces. Pringle a
observé que les fièvres pestilentielles sont
d'autant plus dangereuses que les signes de
saburre gastrique n'ont pas précédé. Chenot
et Forestus recommandent beaucoup d'observer si la chaleur propre aux affections
putrides précède la fièvre , ou si elle lui est
postérieure : tous les bons praticiens ont
donné pour règle ; que, lorsque des causes
matérielles affectent simultanément les solides et les humeurs, il faut avoir princi-
palement égard à l'affection des nerfs.

XCII. On peut , je crois , déduire de tous
ces faits les conséquences suivantes : 1.º les
symptômes les plus graves, les plus effrayans
d'une maladie , peuvent ne pas être les

indicateurs d'une cause matérielle, puisque
l'existance de cette cause s'exprime quelquefois dans un premier fait peu sensible ; 2.º,
les phénomènes qui dénotent l'atteinte morbifique portée actuellement sur un appareil
organique spécial, n'indiquent pas, d'une
manière positive et constante, que la cause
matérielle ait fixé son siège sur cet appareil ; 3.º, la prédominance et la gravité que
prennent les symptômes indicateurs d'une
affection d'un appareil déterminé, n'étant
pas, dans toutes les circonstances, l'effet
direct de la cause matérielle ; cette prédominance et cette gravité doivent être produites par des causes individuelles, propres
au sujet : car, si, dans le corps actuellement malade, il n'y avoit pas de cause qui
contrariât le développement constant de la
cause matérielle sur le lieu où elle a exercé
sa première influence ; les symptômes four-
niroient à l'analyse pathologique des points
d'indication invariables et certains : d'où
résulteroit une grande facilité pour l'étude
de la médecine-pratique ; et une grande
voie ouverte à la certitude de l'art de connoître et de guérir les maladies, ou à la
détermination irrécusable d'une maladie
quelconque. C'est à l'examen de l'ordre
successif des phénomènes, et à la méthode

analytique, qui y est attachée, que M. Barthez doit la supériorité de sa logique, en médecine pratique. Il adapte son traitement à la liaison des faits ; et cet heureux procédé a jeté le plus grand jour sur les curations.

XCIII. Ces éclaircissemens tirés des faits et traduits en raisonnemens solides, servent d'intermédiaire ou de passage, de l'examen du rapport des causes avec les symptômes observés, à la considération du conflit qui existe entre les causes individuelles et les causes communes ; ils peuvent donc faire naître d'utiles questions : en liant ce dernier aperçu avec la suite de ce discours, je suis conduit à rechercher comment on peut découvrir le conflit précité ; et comment il peut servir à la détermination d'une maladie nouvelle ou d'un cas douteux.

XCIV. En réfléchissant sur les paragraphes antérieurs, on voit bien clairement que la cause matérielle agit, quelquefois, avec lenteur, et d'autres fois avec une fort grande activité : on voit également que chez les uns, l'atteinte directe est exprimée d'une manière obscure et incertaine ; tandis que l'irradiation subséquente sur d'autres appareils produit des effets profonds et soutenus : ce phénomène n'est pas un

effet sans cause. Il annonce nécessairement plusieurs choses : ou que la cause
matérielle est de nature à pouvoir exercer
sur l'organisme une action générale, suc-
cessivement dirigée sur plusieurs appareils ;
ou qu'elle exerce d'abord directement
une influence malfaisante, sur des appareils déterminés, en raison de la manière
dont elle est portée dans le corps ; et
en raison de l'affinité d'excitabilité et d'excitation qui existe entre cette cause et
l'organe directement affecté. Il n'est pas
nécessaire d'ajouter ici, pour l'intelligence
de ma troisième supposition, que tel
excitant ou stimulant est excitateur d'un
appareil, et n'éveille point la vitalité
de tels autres Ce phénomène peut faire
conjecturer encore que cette cause matérielle est modifiée, dans son influx direct
ou sympathique, par l'âge, le sexe, l'idio-
syncrasie, etc., etc.

XVC. La première supposition me paroît
ébranlée, en ce que, si l'influence étoit
toujours générale, les remèdes employés
contre tous les symptômes prédominans,
détruiroient une partie de la cause, et la
gravité du mal céderoit à la continuité
d'une méthode empirique. Mais, tel est le
triste aveu de notre longue expérience ou

de nos réflexions, que les phénomènes sympathiques donnent souvent la mort, et que les remèdes dirigés contre les symptômes, sont toujours infructueux, s'ils n'aggravent pas ces phénomènes inexplicables. N'a-t-on pas vu souvent des hémorrhagies nazales résister à tous nos astringens, se terminer par la mort, quoiqu'elles fussent sympathiques, et produites par la diathèse vermineuse? N'a-t-on pas vu des convulsions produites par des saburres, être aggravées par les calmans; et des apparences de maladies saburrales, transformées en symptômes désastreux, par l'usage des évacuans?

XCVI. Il est probable que la manière dont la cause matérielle arrive à l'économie, exerce, sur l'affection directe de quelque organe spécial, une influence marquée; mais cette influence doit être subordonnée au genre des fonctions qu'exerce cet organe, ou à la nature des fluides ou des solides qui entrent dans la composition de l'appareil auquel cet organe appartient. Cette influence peut être également modifiée, altérée ou favorisée par des causes individuelles ou prédisposantes internes. Ces opinions doivent être expliquées. Quand les ravages d'une épidémie portent constamment ou en

raison d'une majorité absolue, sur l'appareil
pulmonaire, avant qu'on puisse regarder
l'affection des poumons comme effet d'une
métastase critique, on peut croire, avec
toute la probabilité possible, que la matière
de la maladie est plutôt dans l'air que dans
les alimens, dans la boisson ou dans d'autres
voyes de contact et de transport : quand,
au contraire, les premiers phénomènes d'une
maladie anomale ou populaire se montrent
communément sur l'appareil gastrique, et
par premières atteintes, on doit supposer
que sa cause est dans les alimens ou dans
les boissons, plutôt que dans l'air.

XCVII. Lorsqu'une maladie attaque ino-
pinément, et se montre dans des atteintes
nerveuses ou fébriles très-intenses, on doit,
et on peut penser que la cause est inhérente
au système sanguin et au fluide nerveux ;
mais il est bien difficile, sur-tout quand
l'ordre de succession n'est pas apparent,
de dire, par quelle voye la cause matérielle a été portée dans le sang ou dans
le fluide nerveux. Baillou, qui a divisé les
fièvres en sanguines et en gastriques, et
qui, partant de ces distinctions, a prescrit,
comme administration presque bien indi-
quée, l'usage des évacuans sanguins ou gastriques, me paroît avoir établi un précepte

trop général. Car l'affection subite des nerfs
et des vaisseaux est souvent tellement coïn-
cidente qu'il faut savoir douter; et ne pas
agir avec précipitation. Je crois que dans
ce cas, il faut consulter les causes individuelles, pour atteindre à un diagnostic
moins incertain.

XCVIII. Je ne prétends pas que mes
conjectures soient transformées en règles,
parce que l'expérience viendroit attaquer
la généralité du principe : mais, je fonde
mes opinions sur le raisonnement suivant:
une cause matérielle qui imprimeroit sur
l'estomac ou sur les divers points de l'appareil gastrique, une première influence,
s'annonceroit, chez la plupart, par quelque
altération gastrique, avant qu'une lésion
ultérieure se fit apercevoir sur d'autres
appareils organiques; tels que le respiratoire, le circulatoire ou le nerveux. Cette
cause matérielle produiroit, à coup sûr,
une irritation, puisqu'on ne peut imaginer
une cause étrangère agissant sur des mem-
branes, sans qu'il y ait irritation, flux
d'humeurs, et dérangement de fonctions.
Une congestion fatigueroit d'abord les vis-
cères abdominaux, et quelque altération
locale annonceroit le siège et la nature
de la cause matérielle du mal; ces explica-

tions conviennent également aux affections
directes du système pulmonaire : et quoique
le système vasculaire et le système nerveux,
paroissent se plier moins facilement à nos
explications , on aperçoit néanmoins que
leur résistance n'est pas soutenue : or, on
peut tirer quelques analogies utiles à la
détermination d'une maladie nouvelle , de
l'ordre de succession qu'observent les symptômes propres à la lésion d'un appareil spécial. On peut également emprunter quelques
secours de la connoissance des compositions,
des fonctions , de l'organe primitivement
affecté. Car le moyen , par lequel une cause
a été introduite , fixant son siège direct ,
peut encore éclairer sur la connoissance
matérielle de cette cause : partant de ce
fait , on peut arriver jusqu'à neutraliser
cette cause ou à réparer les désordres et
les vices de composition , qu'elle auroit
produit sur l'organisme.

XCIX. Pour discerner, dans un ensemble
tumultueux de symptômes , ceux qui sont
sympathiques d'avec ceux qui sont directs;
et pour arriver à une détermination qui
ne peut-être fondée que sur les phénomènes
directs ; il faudroit envisager encore , sous
un nouveau point de vue , l'ordre de succession qui constitue un des élemens ana-

logiques, d'où l'on doit tirer la nature de la maladie : il faut, je crois, donner une nouvelle extension à la division des phénomènes gastriques, circulatoires, respiratoires et nerveux, que nous avons examiné dans les paragraphes antérieurs : il faut donc établir deux classes. La première, renfermant les phénomènes gastriques et respiratoires, indiqueroit une cause matérielle encore existant dans son premier foyer; la seconde, contenant les phénomènes circulatoires et nerveux, indiqueroit une cause matérielle passée dans les secondes voyes : la première appartiendroit aux maladies épidémiques gastriques, plus accessibles à nos moyens; la seconde renfermeroit des maladies plus graves, et plus rebelles à nos moyens.

Ces distinctions étant faites, on conçoit aisément qu'on pourra supposer la nature putride ou maligne d'une atteinte épidémique, lorsque, sans prodromes sensibles ou sans cause manifeste, on observera une affection circulatoire ou nerveuse subitement grave. On pourra alors supposer, en conciliant la doctrine des humoristes avec celle des solidistes, que la cause matérielle, n'étant pas en affinité avec les humeurs gastriques ou bronchiques, n'a pu se combiner avec elles pour former un composé morbifique; et qu'elle a été enchaînée dans les secondes voies, où elle a agi par des excitations désordonnées, et produit ces symptômes graves, en raison de certaines modifications matérielles, dont nous ne pouvons déterminer précisément la nature; parce que la composition actuelle des humeurs altérées, ou causes matérielles composées échappent à nos moyens directs d'analyse.

C. Poussant plus loin notre doctrine sur les avantages analogiques, qu'on peut retirer de la succession des faits, pour arriver à la détermination d'une maladie inconnue; nous pourrions encore observer avec soin, si la première influence d'une cause, portée dans les premières voies, a annoncé une impression fortifiante, tonique, ou une impression atonique; c'est-à-dire, qu'il faudroit examiner si les propriétés vitales du système nerveux ou du système circulatoire, ont été exaltées ou déprimées. On peut à cet égard consulter Sanctorius et Barthez, pour la distinction des forces opprimées ou des forces résoutes.

CI. Arrivant à la troisième supposition, nous avons à rechercher pourquoi une même cause attaque, comme par choix, quelques

sujets particuliers; pourquoi l'ordre de succession des phénomènes commence chez
les uns par un appareil, chez les autres , par
un autre ; comment ces non analogies apparentes peuvent cependant fournir quelques
analogies à la détermination d'une maladie.

CII. J'avoue qu'en mesurant des yeux de
l'esprit, l'espace qu'occupe la question sur
l'analogie , je trouve de nouveau , que le
problème seroit presque insoluble ; si , par
une détermination explicative , la Société
de Montpellier, n'avoit précisé la direction
de son problème vers les épidémies, comme
elle l'a positivement annoncé , dans son
programme de la séance publique du 17 Mai
1806. Ce n'est pas toutefois que les principes de solution ne puissent être appliqués
à des maladies inconnues, ou à quelques
lésions organiques douteuses; mais , je pense
que l'application aux épidémies est l'objet
le plus important du problème.

CIII. Nous avons posé en fait, qu'une
même cause peut produire sur divers individus des symptômes différens, et nous avons
proposé l'exemple des vers, qui produisent,
chez les uns , la léthargie , chez d'autres des
convulsions et des spasmes: cette différence
ne tient pas à la nature de la cause matérielle , mais bien à la nature des causes

prédisposantes ou internes. En effet, une
même cause produira chez un individu sanguin une affection fébrile, chez un nerveux
une attaque nerveuse. Mais, dira-ton, si un
tempérament sanguin ou nerveux dispose
aux maladies sanguines ou nerveuses, il
doit s'ensuivre qu'une maladie sanguine atta-
quera difficilement un sujet nerveux, et
vice versâ. Nous voici arrivés à la considération du conflit des causes ou de leurs
réactions mutuelles. On doit apercevoir de
nouveau, ici, que nos propositions et nos
recherches sont coordonnées et liées d'une
manière si étroite, qu'il faut nécessairement
ne pas faire un pas hors du plan, pour ne pas
perdre absolument de vue, le but qu'on
propose à nos méditations.

Le tempérament muqueux ou bilieux,
l'âge d'enfance ou celui de retour, les passions tristes, un séjour dans des lieux marécageux ou insalubres, un régime relâchant,
disposent, je l'avoue, aux maladies gastriques; comme un tempérament sanguin, l'âge
de puberté, l'habitation des lieux chauds
et relevés, une diète nourrissante, les passions vives, disposent aux maladies sanguines; comme, encore l'âge consistant, des
travaux soutenus, des passions continues,
des études prolongées, disposent aux maladies

nerveuses : il est dans mes principes de faire
entrer la considération des causes prédisposantes précitées ; comme élément essentiel,
dans la détermination d'une maladie. Ma
théorie, d'accord ici comme ailleurs avec
l'expérience, exige qu'on déduise une détermination de maladie, plus des causes matérielles ou prédisposantes, que ds symptômes même les plus graves. Les causes matérielles né sont pas immuables ; les causes
prédisposantes peuvent dégénérer. Cette
dernière proposition réclame des détails
probatifs ; parce qu'elle peut renfermer des
principes applicables à la détermination que
nous cherchons.

CIV. Les causes matérielles ne sont pas
immuables, puisque elles peuvent être augmentées par des circonstances postérieures à
l'époque de la première influence ; mais cette
altération, qui peut aggraver ou diminuer
une maladie, n'en change pas la nature au
point de donner lieu à une méprise dangereuse de la part du praticien ou de l'observateur ; car, si une cause matérielle se combine
avec une cause homogène, il n'en résultera
pas le même effet, que si elle se combine
avec une cause qui la neutralise, ou qui
change les effets vitaux qu'elle doit susciter.

CV. Les causes prédisposantes peuvent

dégénérer ; et un individu peut offrir au clinicien des dispositions à une maladie par excès de ton, ou par débilité, par dégénérescence ou par cacochymie ; quand, dans le fait, sa constitution actuelle le dispose aux maladies tout-à-fait opposées à celles qu'on supposoit devoir lui être plus habituelles. L'explication de ces fausses apparences, se trouvera au paragraphe destiné au discernement des forces radicales et des forces agissantes.

CVI. Je n'appliquerai pas ces opinions à toutes les causes prédisposantes ; je me bornerai à l'appliquer aux tempéramens ; et d'abord, je n'établirai, relativement à la question, que deux ordres de tempérament, déduit de l'état anatomique des corps vivans, de la nature des fonctions physiologiques, de la classification des phénomènes pathologiques: 1.º le tempérament sanguin, qui se montre le premier dans l'embrion qui s'organise; 2.º le tempérament nerveux, qui succède immédiatement au premier. Ces deux ordres successifs peuvent donner lieu à diverses espèces ; et concilier les classifications diverses des physiologistes, dont la doctrine qui explique les fonctions par des mouvemens correspondans et alternatifs des systêmes nerveux et vasculaire, me paroît reposer sur de solides bases.

Le tempérament nerveux reconnoît en sous-ordres, le tempérament sensitif, qui dispose à une grande susceptibilité et à des sensations vives et fréquentes; le tempérament musculaire, qui dispose aux efforts physiques, aux contractions fortes, aux spasmes; le tempérament pituiteux, où l'on observe une diminution notable dans les facultés motrices et sensitives.

Le tempérament sanguin, me paroît renfermer le tempérament bilieux, par une disposition vasculaire, qui, dans le foie, favorise une plus grande sécrétion de la bile, etc, etc. Pour reconnoître la justesse de ma détermination, il faut remarquer que le tempérament sanguin, altéré par des pertes excessives, dégénère en tempérament nerveux, puisque l'extrême sensibilité nerveuse se lie avec les pertes sanguines, et *vice versâ.* Il est bien clair, que j'ai dû adopter cette restriction, puisque le point qui commence la chaîne est celui qui la ferme.

CVII. Pour faire sentir, ensuite, comment les tempéramens, considérés dans leur rapport avec les causes prédisposantes aux maladies, peuvent dégénérer; je prendrai d'abord un exemple dans des faits d'un autre ordre : je montrerai comment les forces génératrices offrent des aspects illusoires : j'appliquerai, par extension, les principes aux tempéramens.

CVIII. Les physiologistes, qui ont si souvent parlé des forces constitutionelles ou virtuelles, et des forces agissantes, n'ont pas bien spécifié les cas propres à faire connoître leurs idées. Je crois trouver dans les forces génitales un exemple satisfaisant. Un homme ou une femme, qui sont restés dans une longue continence, sont souvent difficiles à émouvoir : leurs inclinations amoureuses semblent éteintes; leurs désirs sont moins fréquens. Leur espèce de tiédeur est en raison du temps qu'ils ont mis à éviter ou à ne pas réveiller leurs penchans. Il est certain que, dans ce cas, leurs forces génitales radicales sont augmentées. Par opposition, un homme et une femme, livrés depuis quelque temps, à des excitations journalières, ont des besoins sans cesse renaissans, des désirs qui se succèdent rapidement: la plus légère cause, la circonstance la plus minutieuse, les irrite, les agace et les entraîne, malgré leur raison, qui n'est à mes yeux qu'un instinct conservateur, à une copulation répétée : il est pourtant

vrai que, dans ces sujets, les forces génitales radicales sont diminuées.

CIX. Dans les premiers, les forces radicales seront augmentées et les forces agissantes seront diminuées ; dans les seconds,
les forces radicales seront diminuées, et les
agissantes seront augmentées : or, les forces
génitales actuelles, sont dans la plupart des
cas, la mesure de l'énergie vitale : j'établis
donc d'après cela, que les apparences des
forces peuvent être illusoires, et propres à
nous conduire à l'erreur, quand nous prenons les apparences pour expression de causes prédisposantes. Or, la prédominance
des dispositions à l'acte, se lie étroitement
au développement irrécusable des forces nerveuses ou circulatoires : comme la tiédeur
coïncide avec le moindre dévelopement de
ces forces ; d'où je conclus par extension, que
mes applications des forces radicales ou agissantes au système générateur contient les
circonstances applicables aux tempéramens
primordiaux.

CX. Telle est, je crois, la manière dont
envisage la doctrine pratique des forces radicales et des forces agissantes, le savant
Barthez, dont les idées ont souvent une
telle profondeur qu'il faut les commenter,
pour les rendre applicables aux faits. L'appli-

cation de cette manière d'expliquer, aux tempéramens considérés comme représentant l'état de force ou d'inertie vitales, est conséquemment facile à faire. Il faudra, dans l'examen des influences que les tempéramens exercent sur une maladie, noter avec le plus grand soin, si cette énergie est grande en forces radicales ou en forces agissantes. Dans le premier cas, on induira des symptômes actuels au caractère tonique d'une maladie; dans le second cas, on induira de ces symptômes à l'existence d'une diathèse par débilité, ou par défaut d'énergie vitale. Je dois rappeler de nouveau que je raisonne dans la supposition d'une diathèse incertaine ou d'un cas douteux, et que, d'après cela, les désordres de l'organisme ou les dégénérescences sont tous de l'objet de mes réflexions et de mes recherches.

CXI. En réduisant à deux ordres, les tempéramens que l'on avoit beaucoup multipliés; j'ai, peut-être, abusé du droit de généraliser nos connoissances: mais cet abus n'est point dangereux, puisque les sous-ordres que j'ai reconnus, supportent l'application du calcul des forces agissantes et des forces radicales, considérées comme réciproquement appréciables. En effet, l'homme d'études, ha-

bitué à de fréquentes excitations cérébrales,
est plus exposé que tout autre, à périr sous
les formes apoplectiques, à éprouver des
crispations nerveuses atoniques, à éprouver les accès de la stupeur intellectuelle :
les œuvres de Tissot, donnent les com-
mentaires de ces propositions générales.
L'homme, terrassier ou habitué à des actions
musculaires continuelles et vigoureuses,
périt sous une prostration complette et qui
résiste à l'énergie des stimulans les plus
directs: Barthez me fournit ce texte: ses
nouveaux élémens renferment des faits concluans. L'homme sanguin, habitué à certaines efflorescences cutanées, à divers accès
inflammatoires, éprouve t-il une fièvre phlogistique, une phlegmasie locale? Cette maladie poursuit, il est vrai, ses périodes avec
vitesse; mais elle dégénère fréquemment en
asthénie, quand on néglige les moyens
curatifs relâchans ou tempérans, etc. Les
browniens, pour expliquer une contradiction
apparente, feront intervenir une foiblesse
indirecte, et je ne réclamerai pas contre
leur doctrine, puisque le fait l'aura confirmée; je ne dis pas que l'exercice de la
pensée, ne donne quelquefois de l'énergie;
je ne dis pas contradictoirement avec Bichat,
que l'exercice des muscles n'ajoute à leur

force radicale; je ne dis pas qu'un tempérament sanguin exalté soit une prédisposition
atonique; mais je dis que le praticien doit
distinguer avec soin, si l'exercice de la
pensée, de la locomotion, et des autres fonctions, n'est point allé jusqu'à excéder les
forces constitutionnelles du cerveau, des
muscles, etc, etc.

Les résultats naturels ou artificiels, dans
toutes ces circonstances, dépendent de ce que
les forces, étant en apparence fort actives,
sont réellement peu énergiques. L'examen,
l'appréciation de ces différens points pourroient fournir, à un livre, des faits bien observés, des pages fécondes en heureux résultats;
ce livre seroit d'une utilité incontestable;
mais il offriroit de bien grandes difficultés.

CXII. Les faits constatent, sanctionnent,
confirment cette doctrine. On trouve que
les fièvres inflammatoires dégénèrent facilement en fièvres putrides; les fièvres bi-
lieuses en fièvres inflammatoires générales;
les fièvres pituiteuses en fièvres malignes. Il
seroit superflu d'apporter des preuves de ces
changemens : on peut consulter à cet égard,
et sans exception, tous les traités de fièvre. Ces
vicissitudes sont bien souvent l'effet des traitemens inopportuns, comme l'on remarqué
Lentinus, Sarcone, etc. Mais ces traitemens

inopportuns sont eux-mêmes la funeste conséquence de ce qu'on ne discerne pas, ou que,
du moins, on ne cherche pas à discerner
avec soin, si les forces générales ou particulières sont énergiques en puissances radicales,
ou en puissances actives et actuelles.

CXIII. Quand je dis que les maladies dégénèrent, je n'entends pas qu'elles se trans-
forment, comme elles le font, dans la succession des diverses forces morbifiques que
j'ai assignées, ou dans le changement de
type. Cette succession peut annoncer que
les divers appareils sont en corrélation, en
concours de fonctions pathologiques. Ce
changement de type peut indiquer que les
causes ont été transportées d'un appareil à
un autre; mais elles n'indiquent pas régu-
lièrement un changement survenu dans la
nature de la maladie.

CXIV. Ce n'est pas, toutefois, que la
manière dont s'annoncent d'abord les maladies, ne puisse faire induire à leur nature,
sur-tout relativement à la contagion; car
Willis observe que la contagion attaque le
fluide nerveux avant le sang, d'où résultent des délires et des convulsions, antérieurs à tout autre symptôme ; Willis et
Sarcone, Pringle et Huxham, semblent penser que les miasmes contagieux agissent par

une volatilité qui leur est propre; ou, en d'autres termes, à l'aide de leur affinité, d'abord avec le calorique, et ensuite avec le fluide des nerfs. Dans ces divers cas, la résolution des forces étant subite, et générale à toutes les constitutions, puisqu'elle résulte d'une affinité d'élection que notre organisme ne peut vaincre, il est complettement inutile de calculer les rapports des forces agissantes avec les forces radicales, Mais ces faits même fournissent de nouvelles preuves à ma doctrine, sur les principes analogiques, qu'on peut déduire de l'ordre de succession ou du mode d'invasion des phénomènes de la maladie. L'on peut néanmoins étendre ce calcul aux forces, pour discerner, par exemple, s'il faut traiter une affection putride par les acides minéraux, donnés même aux doses supérieures à celles que Tissot a tacitement indiquées dans son avis au peuple; s'il faut traiter cette affection par la méthode incendiaire et vigoureusement sudorifique; et s'il faut la traiter par cette méthode que Bertin, Jones, Frank, appellent directement stimulante ou énergiquement excitante, à l'aide des stimulans diffusibles.

CXV. Il seroit peu raisonnable de ne pas avouer qu'on peut, dans l'exploration d'une maladie nouvelle ou inconnue, dans le trai-

tement d'un cas douteux, ou dans la recherche d'une bonne méthode curative, com-
mettre de grandes méprises, même en
cherchant à les éviter. Pour parer à cet
inconvénient, il existe, outre l'ordre de
succession, l'époque de l'invasion, le conflit des causes, et le calcul des forces agissantes et des forces radicales, un quatrième
élément pathologique : c'est le résultat des
moyens curatifs naturels ou artificiels : c'est-
à-dire, qu'après avoir interprété la nature,
il faut l'interroger pour reconnoître si on
l'a bien entendue. Or, comme dans les diathèses incertaines ou indépendantes d'une
cause actuellement connue ou d'une cause
appréciable, les essences des maladies consistent dans l'épuisement, l'oppression ou
l'exaltation des propriétés et des forces vitales ; il suit nécessairement qu'on doit attacher l'idée certaine d'un résultat tonique au
développement actuel naturel ou artificiel
des forces de tous les systèmes ou d'un développement réciproque proportionnel entre
divers systèmes majeurs ; et l'idée incertaine
d'un résultat tonique à un développement
partiel de quelques appareils particuliers,
coïncidant avec l'oppression simultanée des
autres appareils importans.

CXVI. Ces considérations pathologiques

résultent de ce que, dans l'état de santé, l'active et régulière énergie d'un système de forces particulières, imprimant une énergie analogue aux autres systèmes ; il doit en être de même dans l'état de maladie ou dans celui de convalescence. L'art d'interroger la nature, par des tentatives discrètes, constitue le talent instinctif du vrai médecin et de l'homme de génie. C'est à l'aide de cette opinion, que, dans le traitement d'une maladie aiguë, on pourroit distinguer si sa détente, qui accompagne immédiatement l'accroissement ou l'irritation, est une marque de coction et de dégénérescence asthénique; elle peut même servir à distinguer si une crise sera suffisante ou incomplette : dans le premier cas, le travail critique d'un organe coïncidera avec le retour d'énergie des autres organes; dans le second, ce travail coïncidera avec l'affaissement du ressort des autres organes. On peut former des objections contre cette doctrine : je me les suis proposées ; je les ai discutées, et pourtant j'ai écrit ces propositions.

CXVII. Les principes, les recherches, les discussions et les raisonnemens de la première partie, étant établis, appliquons-les à une affection épidémique ou à un cas douteux. D'abord l'analogie ou la co-existence des rapports entre les divers élémens morbifiques, que j'ai exposés, s'applique autant à l'étude d'une maladie anomale ou seule, qu'à la détermination d'une maladie populaire ou générale, ou à la notion complexe de deux maladies comparées.

Si, d'après ces principes, j'avois à déterminer, à l'aide des analogies, une maladie populaire peu connue; après avoir raisonné sur les causes météorologiques, locales, endémiques et passagères, j'appliquerois mes principes, ainsi qu'il suit :

Partant des sensations immédiates fournies par les symptômes actuels, j'établirois, parmi elles, les distinctions relatives aux quatre classes que j'ai indiquées, afin de reconnoître quels sont les appareils organiques plus actuellement lésés : joignant ensuite les idées immédiates aux sensations mémoratives, je rechercherois l'époque diurne de l'invasion, ou de la première apparition des symptômes; je noterois si les phénomènes circulatoires ou nerveux se sont montrés sans prodromes et subitement, pour établir le caractère contagieux ou putride de la maladie populaire. J'examinerois, ensuite, dans quel ordre, les faits pathologiques se sont succédés;

j'appliquerois à ces faits mes idées sur le conflit des causes, et mes calculs sur les forces radicales et les forces agissantes ; et je confirmerois ma détermination par l'observation des résultats naturels ou artificiels. Après ces premiers procédés, ramenant l'attention sur chacun des élémens pathologiques que j'aurois précédemment étudié, je chercherois dans les sensations inductives, la vérité des rapports que j'aurois cru découvrir entre les sensations immédiates produites par les symptômes, et les sensations mémoratives, fournies par un examen successif et régulier des divers élémens de la maladie.

CXVIII. Les déterminations, que j'aurois déduites de l'étude d'une maladie individuelle, seroient le point de départ pour la découverte des analogies qui lieroient les maladies considérées en général : et j'adopterois cette maxime ; « que la cause maté- » rielle de la maladie épidémique, étant » une et *sui generis*, les modifications, » que j'observerois sur les individus, de- » vroient être produites par des causes indi- » viduelles ». Partant de cette règle, j'affirmerois l'identité de deux cas comparés, lorsque, indépendamment de la dissimilitude des symptômes actuels, je pourrois découvrir des analogies assurées entre les autres élémens pathologiques étudiés à l'aide de l'induction.

Ces modes d'application de la théorie aux faits, contiennent le résumé ou la conclusion de ce que j'ai dit depuis le paragraphe XXXI, jusqu'au paragraphe CXVIII. Je puis me dispenser de faire ici des conclusions particulières.

CXIX. Pour prouver, néanmoins l'utilité de ma théorie propre sur l'analogie médicale considérée isolément, et dans une seule maladie, ou généralement et dans ses rapports avec les maladies comparées ; je vais l'appliquer, dans un paragraphe destiné à la confirmation des principes, 1.º, aux déterminations des maladies inconnues ; 2.º, aux déterminations d'une épidémie spéciale ; 3.º, aux déterminations des maladies organiques douteuses. J'indiquerai d'abord ce qu'il faut entendre par détermination d'une maladie.

Nous avons prouvé, par la première partie, que si les analogies étoient déduites du concours des sensations immédiates et des sensations inductives, on pourroit conclure à une identité de faits ; jusqu'au point où de nouvelles causes viendroient imprimer aux faits un nouveau caractère. Ce que nous avons dit des faits, considérés comme objets de métaphysique, peut s'appliquer à l'action pathologique.

CXX. En effet, tant qu'une maladie ne changera pas d'élémens, de paroxismes, de successions, de résultats, ce sera une preuve qu'elle conservera la nature première. Jusques-là, l'analogie sera un guide sûr, soit pour la détermination d'une maladie inconnue ou d'un fait douteux, soit pour la fixation d'une méthode curative, propre à deux cas comparés. Ces propositions exigent quelques preuves, ou, du moins, semblent demander quelques éclaircissemens.

CXXI. Le professeur Cullen borne les fièvres sanguines aux inflammatoires et aux putrides : il base la détermination sur ce que la continuité des mouvemens fébriles indique la présence actuelle de la cause matérielle dans le système vasculaire. Son opinion étoit celle de bien de ses prédécesseurs ; elle est celle de beaucoup de médecins praticiens, ou écrivains postérieurs au médecin d'Edimbourg. Si l'on admet ce principe, il faudra reconnoître qu'un changement dans l'ordre temporaire des paroxismes de rémittence ou d'intermittence, annonce que la matière morbi-

fique est dans les premières ou dans les
secondes voies. Mais, comme les phénomènes circulatoires peuvent être des affections non directes, il est naturel de penser
que la nature d'une maladie ne s'exprime
pas toujours dans ce changement de la
continuité en intermittence : néanmoins,
quand les élémens accessoires confirment
l'idée d'une cause répandue dans le sang,
ou déposée sur les premières voies, la varia-
tion du type vasculaire, annonce un changement dans la nature du mal ; et rend
indispensable une modification dans le traitement : d'après ces notions, il est évi-
dent qu'une affection qu'il falloit combattre
par des toniques ou des saignées, devient
attaquable par des évacuans, ou même par
des révulsifs. Quelquefois, les administra-
tions des remèdes qui produisoient un effet,
commencent à produire un effet contraire ;
dans ce cas, cet élément pathologique, indiquant un changement dans la nature de la
maladie, montre l'insuffisance des analogies antérieures, pour la détermination de
la maladie actuelle concomitante, ou com-
plicante.

Il faut également mettre au rang des
causes, qui déterminent le point auquel les
analogies ne peuvent plus être pour nous

un guide sûr, les virus acquis ou hérédi-
taires, qui manifestent leur présence, dans
le cours d'une maladie générale, et qui
donnent à celle-ci de nouveaux caractères,
et , par-là, méritent de nouvelles déterminations; mais ces déterminations sont faciles
à établir , puisqu'elles reposent sur des phénomènes qui portent avec eux un caractère
de certitude et d'évidence : alors elles se
trouvent hors du cadre où nous devons renfermer nos expositions.

CXXII. Dans certains cas, il survient à
la suite d'une maladie quelques épiphénomènes qui requièrent un changement dans
la méthode curative , et une administration
prompte contre ces épiphénomènes; mais
cette circonstance accidentelle n'annonce
pas un changement dans la nature de la
maladie; quand des remèdes , employés
empiriquement contre ces épiphénomènes,
les détruisent complettement.

CXXIII. Les règles générales, qui , dans
l'application de l'analogie à la médecine,
doivent permettre d'en étendre ou d'en limiter l'usage, ne sauroient être bien tracées,
qu'en distinguant les analogies individuelles
ou les analogies comparatives; c'est-à-dire,
qu'il faut considérer l'analogie recherchée
dans les rapports des élémens d'une maladie

seule, ou dans la comparaison de deux
maladies; mais ces règles générales étant
le résumé de notre travail sur l'analogie,
je pense que c'est dans la conclusion qu'il
faut les exposer, ou les faire connoître;
au reste, la première partie du problème
en contient tout l'esprit et toute l'importance : quand on a effectivement trouvé,
par quels procédés d'analogie on doit déterminer la nature, ou l'essence d'une maladie nouvelle, inconnue ou douteuse, on
a prouvé également jusqu'à quel point elle
peut nous bien conduire, etc. Je ne dois
pas imaginer, conséquemment, que nos
juges se refusent à admettre que les conséquences directes des principes de la première partie, sont la réponse évidente et
suffisante des propositions qui constituent
la deuxième et la troisième partie du problème entier : je puis donc ne pas transcrire
des développemens successifs ou explicatifs
qui seroient superflus.

CONCLUSION GÉNÉRALE.

En réunissant les principes établis par
des recherches ou par des discussions philosophiques, autant que par l'analyse, l'exposition et les explications de faits de

pratiqué particuliers ou généraux ; relativement à la nature et à la marche de la
méthode analogique, appliquée à l'observation des attributs ou à l'explication des
faits, et à la détermination des maladies,
il résulte que les analogies ou identités,
observées sur les divers sujets de nos études,
sont de plusieurs sortes, et qu'elles ont des
résultats particuliers , en passant d'une
science à une autre ; c'est-à-dire , à mesure
que l'esprit de recherches a pour but la
nomenclature et la classification de quelques états immédiatement sensibles , ou
l'explication de quelques actes ou de quelques fonctions complexes , en raison de
plusieurs élémens distincts.

Que l'oubli et la non-observation de ces
différences, déduites autant de la nature
des faits étudiés , que de l'exercice de
nos facultés rationnelles , ont produit ou
pourroient produire les plus funestes résultats , en faisant donner , pour cons-
tans et immuables , des faits variables, en
raison des causes qui les produisent ; c'est-
à-dire, qu'une classification de faits expli-
cables, fondée exclusivement sur des phénomènes actuels , seroit vicieuse, illusoire
et dangereuse , parce qu'elle seroit contraire à ce principe , « que, dans l'expli-

» cation des faits , il faut combiner l'empi-
» risme rationnel avec le dogmatisme ex-
» périmental ».

Que l'oubli précité résulte lui-même de
ce que , abusant de la métaphysique , au
lieu d'emprunter de cette science générale
des lumières et des principes , on a confondu , par une logique pervertie , les sensations immédiates et expérimentales , avec
les sensations inductives ou réfléchies.

Que les uns fournissent des analogies
d'attributs actuels et inactifs , repoussent les
idées d'activité propre ou communiquée ,
comprise dans l'essence de la maladie ; que
les autres fournissent des analogies des fonctions , parmi lesquelles la maladie occupe
les premiers rangs ; et qu'elles se déduisent
moins de faits actuels , que de faits antérieurs , de connoissances inductives et de
raisonnemens solides.

Que les analogies pathologiques, déduites
immédiatement de la comparaison des phénomènes actuels , sont conséquemment
trompeuses , souvent fausses ; qu'elles produisent les plus grandes méprises , et qu'elles
sont la cause des erreurs de pratique , depuis
long-temps déplorées, quoique peu aperçues.

Que les analogies les plus utiles , les plus
propres à donner à l'art de connoître et de

guérir les maladies individuelles ou géné-
ralisées, de solides principes, sont celles qui,
portant sur l'ensemble du fait pathologique ,
considéré depuis son développement jusqu'à
sa terminaison , se rattachent directement
au discernement des causes maladives communes ou propres, et répondent aux vues
du programme, proposé en 1806 , sur la
question de savoir s'il est plus utile d'appliquer l'analyse aux causes qu'aux symptômes.

Que la solution du problème actuel, ré-
pond , en partie, à celui de 1806, parce
que la question sur l'analogie est la suite
de celle sur l'analyse, d'après cet axiome
philosophique de Bacon et de ses sectateurs ,
que l'analogie est le résultat de l'analyse, et
le principe de l'induction.

D'après ces principes , et transcrivant
l'explication des faits , nous faisons , aux
diverses questions du problème, les réponses
suivantes :

L'analogie , dans la majeure partie des
causes expérimentales , capables de produire une maladie , d'en favoriser le développement individuel , permettant d'établir
une identité de nature, ou un principe
commun d'indications entre une maladie
connue et donnée, et une maladie nou-

velle ou un cas douteux : cette identité est d'une telle influence , qu'elle permet de transférer , dans la maladie actuelle, la méthode curative heureusement employée dans un premier cas semblable et comparé.

Cette analogie, ou cette identité de nature et d'indication , est un guide sûr, jusqu'au point où la maladie nouvelle et le cas dou- teux ne sont pas altérés ou modifiés par de nouvelles causes capables de changer la nature de la maladie première ; car , dans ce dernier cas , la nouvelle maladie résultante seroit un tout complexe, qui requerroit l'emploi des méthodes curatives analytiques , en examinant, toutèfois, si l'influence des dernières causes , sur les premières, ne pourroit être balancée ou détruite par une méthode actuellement empirique contre ces dernières causes.

Les règles générales de l'analogie patho- logique ou médicale, qui permettent de limiter ou d'étendre l'usage pratique des identités , consistent , 1.º, à appliquer les recherches analogiques à la connoissance des causes extérieures communes , ou matérielles , autant qu'à celle des causes prédisposantes, individuelles, ou propres; mais moins qu'à celle des causes propres de guérison , parce que, dans bien des cas, la théorie des forces médicatrices, ou d'un principe intime de conservation, est insuffisante, et donne des règles d'une expectation fatale : 2.º, à se décider sur la nature d'une maladie, quand les principes analogiques, au nombre desquels les effets des médicamens employés, sont importans, deviennent nombreux, et sont exactement précisés; 3.º, à se méfier des analogies fournies par des symptômes qu'on n'a pu rapporter à une cause matérielle ou propre, par l'association de l'analyse et de la synthèse, autant que par les secours d'une bonne érudition : 4.º, enfin, à ne pas prendre, pour des analogies salutaires, quelques aperçus illusoires, fournis par les vicissitudes morbifiques, non dépendantes, néanmoins, de la coaction d'une cause *sui generis*, telle qu'un venin, un miasme, un vice héréditaire, ou un virus.

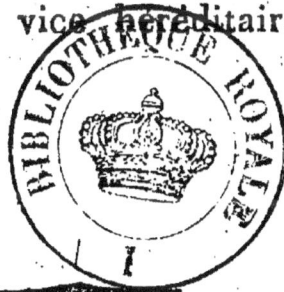

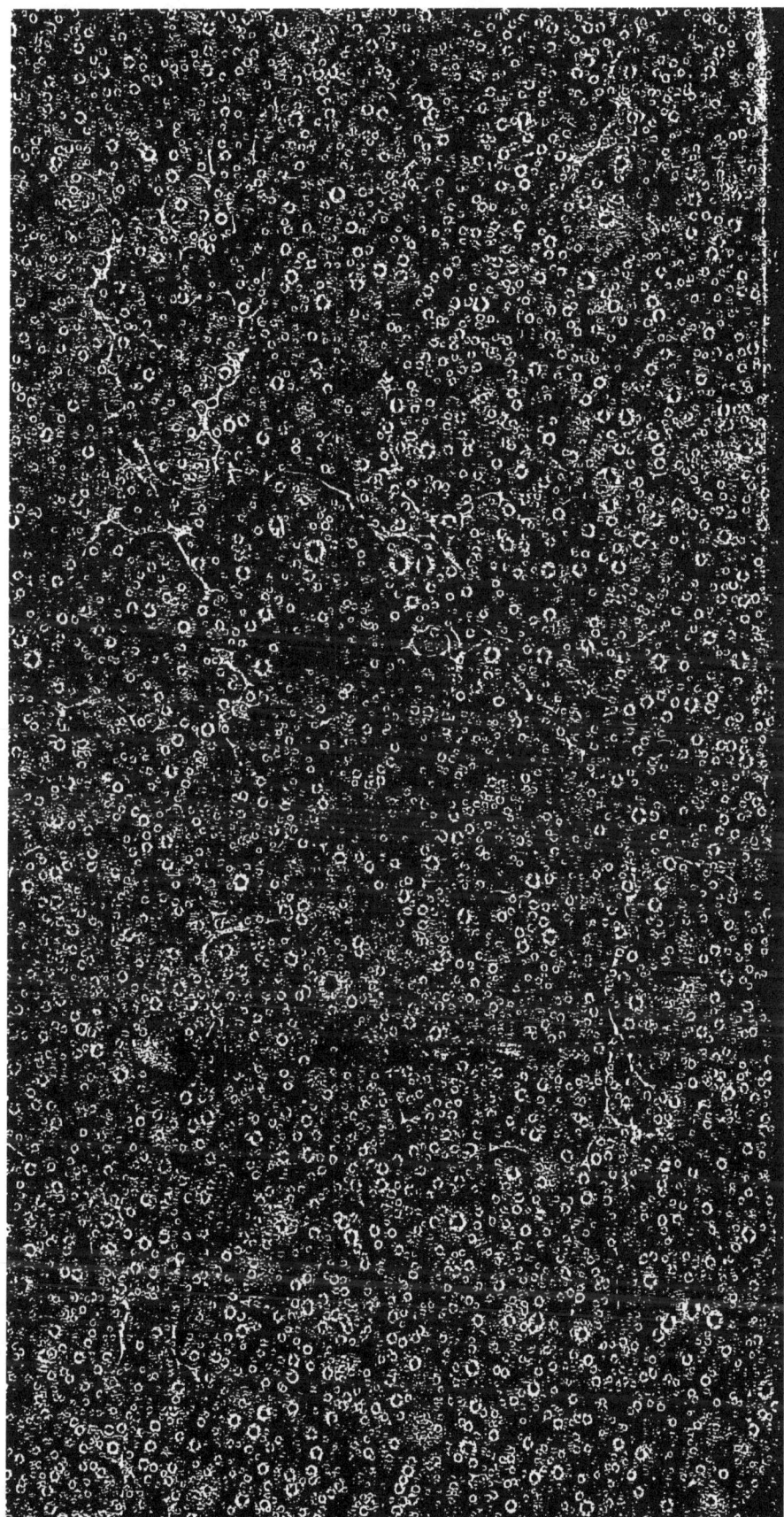

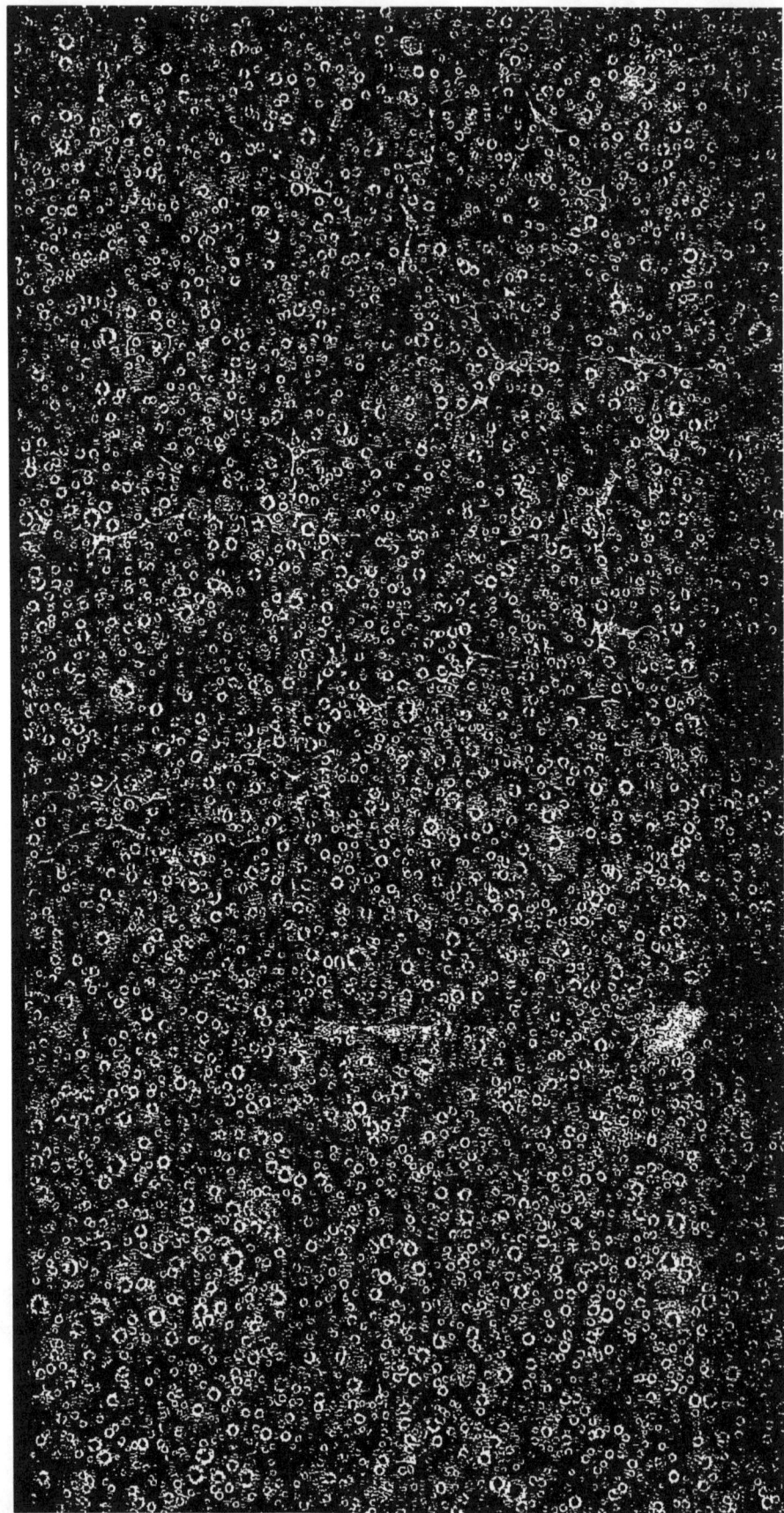

www.ingramcontent.com/pod-product-compliance
Lightning Source LLC
Chambersburg PA
CBHW062010200326
41519CB00017B/4754